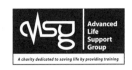

重大事故的医疗管理及支持：医院的实践方法（第2版）

SECOND EDITION

MAJOR INCIDENT MEDICAL MANAGEMENT AND SUPPORT
THE PRACTICAL APPROACH IN THE HOSPITAL

〔英〕凯文·麦克韦·琼斯　西蒙·凯利 著
Kevin Mackway-Jones　Simon Carley

主　译　薛　峰　郎红娟
副主译　吾　超　卢文婧　杜艳玲　薛丽娜　梁嘉赫

译　者（以姓氏笔画为序）
王　莹　王瑞琰　史瑞洁　刘　超　刘忠尖
刘晓雷　刘倩楠　闫　沛　杨　伟　邹松高
汪　祥　张　冬　张秀杰　孟　月　胡健强
柳　琴　贺世喆　樊　超　薛　凯

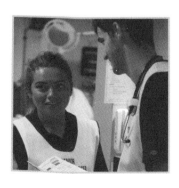

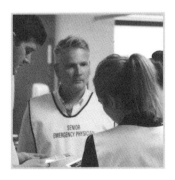

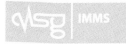

WILEY Blackwell

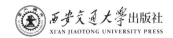
西安交通大学出版社
XI'AN JIAOTONG UNIVERSITY PRESS

陕西省版权局著作权合同登记号：图字 25-2020-208 号

图书在版编目（CIP）数据

重大事故的医疗管理及支持：医院的实践方法：第 2版/（英）凯文·麦克韦·琼斯
（Kevin Mackway-Jones），（英）西蒙·凯利
（Simon Carley）著；薛峰，郎红娟主译.--2版.--
西安：西安交通大学出版社，2025.1
书名原文: Major Incident Medical Management
and Support The Practical Approach in the Hospital,
Second Edition
ISBN 978-7-5693-1656-8

Ⅰ.①重… Ⅱ.①凯… ②西… ③薛… ④郎… Ⅲ.①严重事故—医院—管理 Ⅳ.①R197.32

中国版本图书馆 CIP 数据核字 (2022) 第 030378 号

书　　名	重大事故的医疗管理及支持：医院的实践方法（第2版） ZHONGDA SHIGU DE YILIAO GUANLI JI ZHICHI：YIYUAN DE SHIJIAN FANGFA (DI2BAN)
著　　者	〔英〕凯文·麦克韦·琼斯　〔英〕西蒙·凯利
主　　译	薛　峰　郎红娟
责任编辑	肖　眉
责任校对	郭泉泉
封面设计	任加盟
出版发行	西安交通大学出版社 （西安市兴庆南路1号　邮政编码710048）
网　　址	http://www.xjtupress.com
电　　话	（029）82668357　82667874（市场营销中心） （029）82668315（总编办）
传　　真	（029）82668280
印　　刷	陕西印科印务有限公司
开　　本	787 mm×1092 mm　1/16　印张　11.25　字数　225千字
版次印次	2025年1月第1版　2025年1月第1次印刷
书　　号	ISBN 978-7-5693-1656-8
定　　价	98.00元

如发现印装质量有问题，请与本社市场营销中心联系。
订购热线：（029）82665248　（029）82667874
投稿热线：（029）82668803

原著者名单

西蒙·凯利 　　　　　医学博士，英国皇家急诊医学学院，曼彻斯特大学NHS信托基金会急诊医学教授

布莱恩·卡林 　　　　爱丁堡皇家外科学院，即时医疗护理学院，爱尔兰都柏林医学研究生

帕特·德里斯科尔 　　理学学士，医学博士，皇家外科医师学会会员，英国皇家急诊医学学院，中央兰开夏大学医师助理项目学术总监

斯蒂芬·格罗夫斯 　　大英帝国官佐勋章获得者，英国国家医疗服务体系EPRR国家负责人，英国皇家康沃尔医院NHS信托基金会重症监护外展负责人

彼得·T.约翰逊 　　　高级重症监护执业医师

西莉亚·肯德里克 　　理学学士，注册护士，西北安格利亚NHS信托基金会恢复和应急准备负责人

凯文·麦克韦·琼斯 　皇家内科医师学会会员，皇家外科医师学会会员，英国皇家急诊医学学院，曼彻斯特大学NHS信托基金会急诊医学顾问，曼彻斯特都市大学研究生医学主任

安德鲁·罗纳尔德 　　英国皇家麻醉学院院士，苏格兰国家医疗服务系统阿伯丁皇家医院麻醉顾问医生

朱莉娅·苏里奇 　　　英国皇家儿科医师协会成员，皇家德比医院儿科急诊医学顾问，德比教学医院NHS信托基金会顾问

苏·维泰斯卡 　　　　曼彻斯特高级生命支持集团首席执行官

第一版贡献者

西蒙·凯利	英国曼彻斯特皇家医院急诊医学顾问
帕特·德里斯科尔	英国曼彻斯特希望医院急诊医学顾问
彼得·T.约翰逊	英国皇家康沃尔医院高级重症监护医师
西莉亚·肯德里克	英国彼得伯勒地区医院急诊科主任护士/应急计划护士
凯文·麦克韦·琼斯	英国曼彻斯特皇家医院急诊医学教授、急诊医学顾问
伊莱恩·梅特卡夫	英国曼彻斯特高级生命支持集团项目与开发经理
布伦丹·赖安	英国南部曼彻斯特大学医院NHS信托基金会急诊医学执行医疗主任兼顾问
史蒂夫·索斯沃夫	英国斯托克波特Stepping Hill医院急诊医学顾问
波莉·泰利	英国克鲁雷顿医院急诊医学顾问
苏·维泰斯卡	曼彻斯特高级生命支持集团首席执行官

第二版序言

对重大事故的准备和响应继续向全球的应急规划人员提出挑战。自 2005 年我们最初开办医院重大事故管理与支援（Major incident medical management and support：the practical approach in the hospital，HMIMMS）课程以来，卫生服务部门一直在应对各种事件，这些事件加强了对事件响应的准备、响应和恢复阶段采取结构化和一致方法的必要性。这种应对的一致性在住院前这一阶段表现得日益明显，但在住院后阶段的管理方面仍有进展的空间。

HMIMMS 课程已经培训了 7000 多名候选人，其中有 300 多名获得认可，并已在 11 个国家提供服务。

本书第二版旨在提供新的知识和进一步扩大国际视野。相较于前一版，书中有许多变化，但最明显的可能是从可折叠层次结构到可伸缩层级结构的变化。这种变化是直观的，反映了重大事故响应的发展。同时，我们扩大了关于恢复业务连续性的内容，以反映其重要性。这些变化都是由候选人和培训学生的反馈所驱动的。

我们希望第二版能够帮助更多的、世界各地的重大事故响应机构。

凯文·麦克韦·琼斯

西蒙·凯利

于曼彻斯特，2019

第一版序言

距高级生命支持小组出版第一本关于重大事故响应的书——《重大事故医疗管理和支持：现场实践方法》至今已近十年，与这本书相配套的课程即 MIMMS，现在已经成为世界各地开展重大事故医疗管理和支持的最佳实践指南。包含指挥（command）、安全（safety）、通信（communication）、评估（assessment）、分诊（triage）、治疗（treatment）、运输（transport），简称为 CSCATTT 的处理方法已经成为重大事故医疗管理和支持的标准流程。

然而，很多医院把重大事故的处理重点放在应对的第一阶段，即院前阶段，这虽然是一个很好的起点，但并没有解决重大事故处理中需要解决的所有问题。我们的做法则是在医院环境中提供护理，对此，需要为医护人员开设专门的课程进行学习。

本书的目的是向医院介绍 MIMMS 的操作流程及案例，希望能将这一套行之有效的方法应用于重大事故的快速反应中，并将其推广。当然，我们这一套操作流程也存在不足之处，希望各位同道进行批评指正。

凯文·麦克韦·琼斯

西蒙·凯利

目　录

第一部分
介 绍

第一章
重大事故的流行病学和发生率

学习成果

读完本章后，你将能够：

- 对重大事故进行定义和分类。
- 确定可能发生的重大事故的类型。
- 描述重大事故的发生率。

1.1 介绍

重大事故是需要紧急服务部门作出特别反应的事件。虽然重大事故可能会影响紧急服务，但卫生服务的重点对象是由事故造成的伤亡人员。然而，重大事故不能简单以伤亡人数来定义，还与事故发生时可用的资源有关系。例如，在偏远地区发生一场道路交通事故，可以造成相较于城市内事故5倍的受伤人员，可能会使当地现有的医疗资源不堪重负。然而，在大城市发生类似事故可能只需要很少或不需要额外资源。因此，同一事故在不同的地区所造成的结果或许是不同的。

为了便于规划，将重大事故定义如下：

因伤亡人数、严重程度、类型或地点不同，需要卫生服务部门作出特别安排的事件。

重点：重大事故的定义

该定义具有灵活性，当可用的资源无法处理事故产生的工作负荷时，就会转为重大事故。而在考虑造成"特殊"类型伤亡的事故时，清晰地表明了需要将重大事故与资源的可用性联系起来。发生儿童、烧伤或化学污染伤亡事故时，即使伤亡人数很少，

也可能需要动员专业服务。这是因为处理这类事故所需的专业知识和资源有限，而且可能广泛分散在其他地区。

像飞机失事这样的事故大概率会造成所有人员死亡。这显然需要警察和消防部门主要负责响应，通常对尸体存放和病理学服务之外的卫生服务没有过高的要求。但飞机坠毁后大多数乘客死亡，只有少数人受伤的情况下，应急措施将会有所不同。

1.2　重大事故的分类

虽然卫生服务的定义对地方一级的规划者来说是足够的，但它并未告诉我们所有关于事故的规模或事故对整个社会的影响。Rutherford 和 de Boer（1983）根据事故的规模以及对卫生服务和社会的影响对重大事故进行了分类和定义。该分类系统可为应急规划人员和研究人员提供参考。该系统按以下三种方式定义重大事故：

1. 简单事故或复合事故。
2. 轻度事故、中度事故、严重事故。
3. 得到补偿的事故或未得到补偿的事故。

简单事故或复合事故

简单事故是指社会基础设施完好无损的事故。复合事故是指破坏基础设施的事故，如道路、通信甚至卫生服务被破坏，使人们难以获得治疗。复合事故通常是战争、恐怖袭击或自然灾害导致的结果。

轻度事故、中度事故、严重事故

虽然不能单纯根据所涉及的伤亡人数来确定是否为重大事故，但了解事故的规模可协助规划重大事故的应对过程。Rutherford 和 de Boer（1983）将事故分为轻度事故、中度事故和严重事故，具体见表 1.1。

表1.1　重大事故的分类

严重程度	伤亡者总数（生存或死亡）	入院人数
轻度事故	25～100人	10～50人
中度事故	100～1000人	50～250人
严重事故	>1000人	>250人

得到补偿的事故或未得到补偿的事故

根据定义，重大事故需要额外调动资源，以应对保健服务的工作量。如果调动的额外资源能够应对额外增加的工作量，则被视为得到补偿的事故。当事故发生后，即使调集了更多资源，紧急服务部门仍然无法管理时，应视为未得到补偿的事故（补偿失败）。

补偿失败可能发生于以下三种情况下：第一，伤亡的人数过大，以至于现有的卫生服务资源无法应对。第二，由事故造成的伤亡可能需要专业的（或稀缺的）技术或设备，伤亡人数较少时就会缺乏可用的资源来处理事故。第三，在偏远地区发生的事故可能得不到补偿，这是由于医疗服务人员可能无法及时到达事故地点并展开救援。

补偿失败通常很难定义，在许多方面取决于观察者的视角。对重大事故完全不做应对（如没有给予任何治疗和护理），也就是不进行补偿，这在自然灾害或战争中是最有可能发生的。然而，当给予患者的照护标准低于日常实践的标准时，也可认为发生了补偿失败。例如，如果有许多重伤人员，创伤专科救治系统已不堪重负，患者可能进入不擅长治疗重伤的机构中接受治疗，但只有当系统失效到严重危及患者个人照护时，才认为发生了补偿失败。

目前，由于卫生服务部门对重大事故作出应对的有效信息很少被记录或分析，所以人们对于这方面知之甚少。然而，有证据表明，在重大事故中对个别患者的照护往往低于日常实践的标准。

1.3　全风险方法和特殊重大事故

重大事故应对计划应遵循"全风险方法"。这意味着一个基本的重大事故应对计划应该能够应付所有类型的重大事故。这是很有必要的，因为应急响应人员不可能预测下一个事故的性质。此外，为所有可能发生的情况而设立单独的计划是不切实际的。"全风险方法"也应使响应计划能够尽可能保持简单和接近平常的工作实践。

然而，尽管有这些指导原则，仍然有某些类型的事故需要对基本计划进行额外的修改。这是使尽可能多的伤员实现最佳临床管理目标的唯一途径。

涉及化学品、辐射、烧伤、传染病或众多儿童的事故被视为特殊类型的重大事故。虽然可能有必要修改或优化重大事故响应计划以处理这些特殊类型的事故，但要求修改或优化应在不显著偏离基本重大事故响应计划的情况下进行。所有事故的特点均是人员伤亡将造成资源匮乏。因此，即使伤亡人数相对较少，也可能导致卫生服务部门的应对措施无法弥补损失。即使这些类型的事故本身有所不同，但计划的一般原则必须依然适用。

1.4　自然灾害

值得说明的是，在考虑重大事故的流行病学时必须考虑人为灾害和自然灾害之间的区别。由地震、洪水、海啸、火山、干旱、饥荒和／或瘟疫引起的自然灾害给人们造成痛苦和生命损失的可能性是巨大的，具体见表1.2。

表1.2 自然灾害

日期	地点	事件	估计伤亡人数
2011	日本	地震和海啸	21000死，5888伤
2010	海地	地震	220000死，300000伤
2008	四川	地震	69000死，375000伤
2004	印度洋	海啸	>225000人死伤
1988	土耳其	地震	145死，1500伤

在世界范围内，自然灾害影响均很大，但对发生在发达国家的简单事故和得到补偿的事故需要不同类型的应对计划。研究如何应对自然灾害的规划者所面临的挑战与本书中提出的概念完全不同。

1.5 英国重大事故的流行病学

从历史上看，重大事故的应对计划是基于军事经验的。因此，已有许多成熟的计划用于针对大量的成人伤员。然而，现实中可能会因各种原因而导致重大事故发生，并可能造成许多不同类型的伤亡。目前，我们不可能预测每一个重大事故的确切性质，在为小概率重大事故制订计划方面也几乎没有什么收获。然而，通过观察最近发生的重大事故类型，规划者可以根据实际情况制订计划并进行演习。

虽然对一些事故（如恐怖主义袭击事件）进行了广泛调查和报告，但大多数事故都缺乏关于伤害模式或患者治疗结果的准确数据。当然，尽管有这些限制，规划者还是可以通过国家和国际指南获得一些信息，为重大事故应对计划提供依据。

重大事故的发生率

许多卫生保健服务提供者认为重大事故是极其罕见的事件。因此，给予重大事故响应计划较低的优先地位不足为奇。如果事故被认定是罕见的，那么应急响应人员和卫生保健服务人员可能容易掉以轻心。制订重大事故响应计划的时间一般是事故发生后的一段时间内，这并不奇怪，但有些太迟了。

为了调查英国对重大事故响应计划的真正需求，曾有一项研究对1968年至1996年，28 年间发生的重大事故进行了回顾（Carley et al., 1998）。该研究中，当事故造成至少 25 人入院，至少 6 人遭受严重伤害（由重症监护室收治，或存在多发伤），或启动了救护车服务或医院公开宣布，即被认定为重大事故。这期间共调查了 108 起重大事故。虽然重大事故被认为是小概率事件，但每年总会发生 3 或 4 起。多年前，这些数据都不完整，近年的数据更加可靠。据估计，在已知数据收集良好的年份里，每年会发生四或五起重大事故。

　　英国大约有 200 个急诊部门，任何一个都可能接收重大事故中的伤员。由此可见，每家医院每 28 ～ 30 年就会应对一次重大事故。然而，因为大多数重大事故发生在人口密集地区或公共交通道路沿线，所以城市中心医院的应对率可能较高，而农村地区医院的应对率则较低。此外，很少有医院能单独应对重大事故（特别是在城市中心）。因此，很难评估某一家医院的真实情况，但对城市医院而言，每 10 年评估 1 次是合理的。

> **重点：每年发生重大事故的数量**
>
>

发生什么类型的重大事故？

　　在英国，绝大多数事故都是由人类活动引起的。事故通常发生在大量人员聚集的工作、旅行或休闲场所。恐怖袭击或其他形式的社会混乱也可能导致事故发生。

　　事故类型多种多样，可以大致细分为内乱（包括恐怖袭击事件）、工业事故、交通事故、体育场事故和其他事故。在英国，1968 年至 1996 年间的 108 起重大事故中，58% 是交通事故，20% 是内乱，16% 是工业事故，体育场和其他事故占 6%。所有这些类型的重大事故都有可能重复发生。

　　在英国，交通事故是重大事故的主要形式，其中铁路事故占比最大。令人惊讶的是，空难虽然被认为是常见的事故原因，但却不能称之为重大事故。这是因为空难将直接导致大量人员死亡，幸存者很少。规划者在制订计划时，应特别关注对所有其他形式的重大事故的响应。

> **重点：重大事故的类型**
>
>

我们应该为多少患者做计划？

对于如何推测伤亡人数，各方似乎没有明确的共识。过去有人曾对重大事故响应计划作出各种预测，但其中一些是极其不现实的。

在预测工作量时，有以下几个方面需要考虑。首先，预测需要医疗照护的伤员人数很重要，因为他们需要由医疗服务部门进行处理和治疗。其次，对重伤患者以及需要住院、手术、重症监护或专科服务的患者的可能数量进行预测是很有价值的。

尽管下一次重大事故不可能完全复制前一次，但对过去事故的审查可以指导应急响应人员了解重大事故可能造成的预期伤亡人数。图 1.1 显示了 1968—1996 年英国按事故类别划分的总伤亡人数。

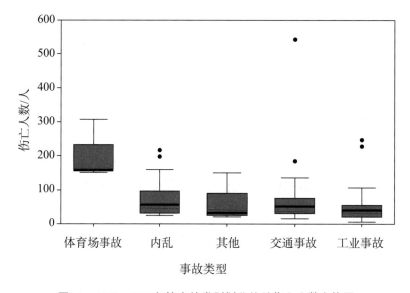

图1.1　1968—1996年按事故类别划分的总伤亡人数方格图

大部分重大事故的伤亡人数不到 100 人。因此，规划者有理由确保他们制订的重大事故响应计划能够接收这些伤亡人员。但是在与体育场有关的事故中，伤亡人数往往不成比例地增多，而规划者可能要应对多达 200 人的伤亡情况。

重点：每场重大事故伤亡的人数

仔细分析实际伤亡人数，特别是需要住院治疗的人数是非常必要的。在上述研究的 75 起事故中，伤亡情况分为重伤和轻伤。重伤者需要入院治疗，轻伤者接受简单治疗后被允许回家修养。平均而言，轻伤人数一般是重伤人数的两倍。

对于医院规划者来说，预测需要住院的患者人数是有必要的。图 1.2 显示了各类意外事故中的伤亡人数范围。

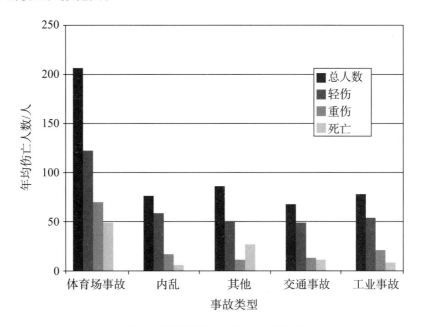

图1.2　按类型划分的伤亡人数范围

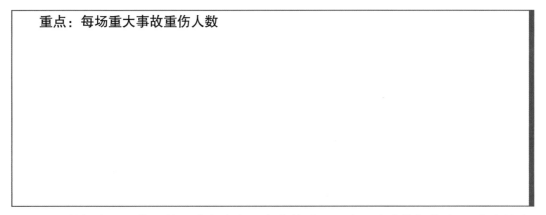

重点：每场重大事故重伤人数

这些数据表明，英国的医院应当有重大事故处理程序，允许他们收治 40 名事故患者（相当于两个病房）。对于体育场事故，医院应该做好接收多达上百名患者的准备。显然，很少有医院能够独自接收和治疗在体育场事故中受伤的所有患者。因此，针对体育场重大事故响应计划应尽可能联合多家医院。

不幸的是，暂无关于外科手术、重症监护或专科服务的详细数据。从经验上看，所有医院都有可能接收和治疗较计划高出 5 倍的重伤或重病患者。如果创伤服务集中在少数几家医院，这一数字可能还要增加。

1.6 小结

- 重大事故的定义和分类必须包括对伤亡人数、类型和地点的考虑。
- 特殊类型的重大事故可能需要动员专家资源。
- 应急规划者可以从本国以前发生的重大事故中吸取教训。
- 在英国，医院的重大事故计划应设计为最多接收 100 名伤员。
- 靠近体育场（或其他群众聚集地）的医院应计划接收至少 200 名伤员，并收治其中 100 人。
- 大型事故几乎都需要多家医院协同应对。

第二章

我们准备好应对下一个重大事故了吗？

学习成果

读完本章后，你将能够：

• 描述医院对重大事故的准备情况。

没有计划就是失败的计划。

2.1 介绍

在第一章中，我们证明了至少在英国，重大事故发生的频率非常高，因此卫生服务部门做好应对准备是非常重要的。在英国和其他权力下放国，国家医疗服务体系（National Health Service，NHS）发布了规划指导原则。该指导原则指出，所有拥有24小时急诊的医院都必须有一个定期更新和实践的计划，以处理重大事故。

重点：规划原则指导

不幸的是，重大事故的罕见性可能导致规划不受重视。近年来，由于对计划的内容很少进行审查或更新，医院和院前重大事故响应计划的标准尚不清晰。

本章将以英国为例，探讨当前应对重大事故的规划状况。

2.2　医院应对重大事故的准备

英国的一些研究（Carley and Mackway - Jones, 1996；Madge et al., 2004；Wong et al., 2006；Milkhu et al., 2008；Hobson, 2011）已经证明了临床医生对重大事故反应缺乏详细的计划或意识。

《2004年民事应急法》要求医院制订全面计划。然而，在该法案出台前后进行的研究，都对指导急诊科和急性信任的操作水平提出了关注。

我们很难获得关于卫生服务机构遵守国家指南情况的最新数据，当下很可能发生如1996年发现的不遵守指南的情况，具体见表2.1。

表2.1　英国重大事故计划（1996年）：对224家英国医院全天候急诊科的调查

规划项目	发现
使用行动卡	119个（83.5%）医院计划中，工作人员使用了行动卡。其中有65个计划（45.8%）向可能参与应对的所有工作人员提供了卡片。106个（74.6%）计划向医院协调小组成员提供了卡片
标准警报消息	仅67个（47.2%）计划使用了标准消息，一些备选消息也正在使用中
明确分诊人员身份	在指定的情况下，98个（69%）计划中的分诊人员由顾问医生担任。另有11个计划没有指明分诊人员的身份
新闻	132个（93%）计划中有规定的程序
警察	126个（88.7%）计划中有规定的程序
亲属接待	123个（88.6%）计划中有规定的程序
志愿者	105个（73.9%）计划中有规定的程序
救护车联络人员	97个（68.3%）计划中有规定的程序
交通流	79个（55.6%）计划中有规定的程序
儿科事故	44个（31.0%）计划中有规定的程序
贵宾访问	35个（24.6%）计划中有规定的程序
员工报告程序	在12个（8.5%）计划中，所有员工均被告知前往急诊科。在53个（37.3%）计划中，员工没有被指定前往某区域

一个优秀的医院重大事故响应计划是重大事故应对的关键组成部分。然而，已经有人提出在临床医生的观念中，医院重大事故响应计划往往不受重视，他们似乎保持着"它永远不会发生在我身上"的态度。重大事故计划在其全面性和所使用的方法方面是非常多变的，这可能是因为大多数重大事故响应计划是由各医院内部的委员会制定的。

应为所有应急响应人员制订全面的计划，在此特别强调医院的应对措施，特别是重大事故响应计划。

2.3　国家审计署报告

2002 年，英国国家审计署发表了一份题为《面对挑战：英国医疗服务体系应急规划》的报告。这份报告是在 2001 年 9 月 11 日恐怖分子在纽约实施暴行之后发表的，非常及时。

该报告得出结论，尽管使用了与 1996 年那项研究不同的方法，英国在重大事故规划方面已有了出色的实践表现，但也存在严重缺陷。他们指出，针对现有和新出现的威胁，重大事故响应计划的规划和测试存在不足。在"9·11"事件之后，尽管卫生主管部门对重大事故规划的认识有所提高，紧急服务之间的协调仍有改进的余地。其中，1/3 的卫生部门没有按照规定的频率对计划进行测试，1/5 的卫生部门认为测试无效。

只有 60% 的重大事故响应计划得到了评估，这些计划的质量尚不清楚。尤其重要的是，将自我报告的规划与审查人员的实际现场调查进行比较时，发现自我报告高估了信托机构的准备情况。另外，在通信培训和媒体处理方面也有一些不足之处。

在此，建议紧急信托机构审查其沟通程序、机构间联络、培训和重大事故计划等方面的情况。

2.4　结论

尽管近年来英国有国家的指导原则和一些事故案例，但规划水平或准备往往是不足的，显然需要一些改进。同样值得注意的是，无论是 1996 年的研究，还是"9·11"事件，都没有对英国的规划水平产生显著影响。

本书的编写目的之一就是为所有医院重大事故规划者提供一个普遍适用的框架。一个好的系统带来的益处是不言而喻的。在英国乃至全球，已经有相当多的优秀实践先例，我们已经尽可能地将其纳入书中。

2.5　小结

· 从历史上看，大多数医院对重大事故的准备工作都不到位。
· 医院的重大事故响应计划常不符合指导原则。

第三章
医院应对的结构化方法

学习成果

读完本章后，你将能够：

- 在重大事故的结构化响应中，使用CSCATTT来描述管理和支持的优先级。
- 描述医院重大事故应对的阶段。

3.1　背景

医院内外涉及的所有医疗服务人员都应对重大事故采取有组织的响应。这种方法包含在以下方框中显示的七个关键原则中。这些原则已被证实跨越了军种边界、军民边界和国际边界。

管理与支持优先级

指挥（command）

安全（safety）

通信（communication）

评估（assessment）

分诊（triage）

治疗（treatment）

运输（transport）

这是重大事故医疗管理的"CSCATTT"方法。CSCA代表计划的管理工作部分，TTT代表所提供的医疗支持。该系统反映了基于院前MIMMS课程的方法。

指挥

医院的日常运作和医院重大事故响应之间的主要区别之一是需要一个明确的指挥体系。这不仅有助于提供有效的响应，而且还为医院以外的机构提供了一个明确的联络点。指挥和控制体系将在第七至第十章中详细讨论。

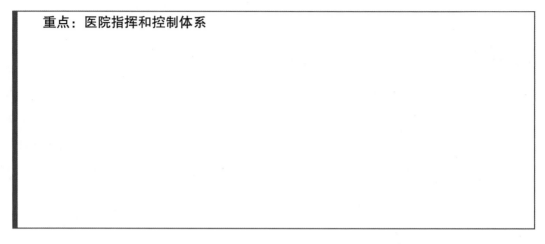

安全

参与重大事故支持工作的安全人员应始终记住以下方框中所示的"1 - 2 - 3"安全原则。虽然医护人员常认为他们在一个安全的环境中工作，但其实输入危险的可能性很大。大量伤员和其他人员的到来本身就可能造成一定的风险，或者已经造成风险却没有被察觉。

"1-2-3" 安全原则

1. 医护人员
2. 环境
3. 幸存者

医护人员优先于幸存者，这看起来有些苛刻，但只有保护这些有临床专业技能的人员以及保护医院环境，才能为患者提供良好的诊疗和护理服务。

重点：医院安全

通信

事故现场医院之间以及医院内部常发生通信障碍。这些障碍可以发生在诊疗的所有环节，包括各项诊疗服务之间和服务内部。因此，通信程序（例如呼叫、事故管理和内部联络）的规划和测试是至关重要的。此外，在计划启动之前，识别可预测的故障（如医院总机的通话量过高）并确定解决方案是很重要的。这些问题将在第五章中讨论，而其他问题将在第十一、十二和第十四章中讨论。

评估

迅速评估事故形势、估计伤亡人数和严重程度是至关重要的。用于确定最初的医疗响应措施而收集的信息并不需要完全准确，这类信息会随着事故的发展而有所改变。动态评估通常涉及事故产生的危害以及医疗资源（如治疗伤员的合适人员、合适技术和设备）的充足程度。

分诊

分诊即对伤者确定是否进行优先治疗，按病情由重到轻，优先级（priority）分为 1 级优先（P1）、2 级优先（P2）、3 级优先（P3）。这个过程是动态的（治疗后或等待治疗时，优先级可能会改变）。在每个阶段都应重复进行分诊，以预测是否会产生优先级的变化。第十三章将介绍简单、有效的分诊系统。

治疗

对重大事故进行救治的目的是"做最大的努力"，即找出并处理可抢救的人员。实际提供的治疗将反映提供者的技能、伤者的严重程度以及可用的时间和资源。伤亡人数以及技能和设备的可用性可能会限制治疗提供者按照最佳实践标准进行工作的能力。这里的关键原则是让工作人员提供最符合他们日常实践的治疗水平。

运输

虽然大多数重伤患者会由救护车送达医院，但急诊科必须准备好处理通过私家车或非常规运输工具（如公共汽车）送达的患者。在城市中，第一批到达医院的伤者可能是乘坐非救护车抵达的 3 级患者。

CSCATTT 的原则需要应用于下面将讨论的重大事故响应阶段。

3.2 医院应对重大事故的响应阶段

通常重大事故有以下阶段：
- 院前阶段
- 接诊阶段
- 明确治疗阶段

- 恢复阶段

院前阶段

对重大事故院前阶段的详细描述超出了本书的阐述范围，在其他书［《重大事故医疗管理和支持：现场实践方法》（ALSG，2012）］中有相关介绍。医院在事故的院前阶段的参与是有限的，而在某些环节也可能仅限于提供一名指挥人员或由工作人员组成巡回医疗队（mobile medical team，MMT）。如果条件允许，在发生重大事故且有严重伤亡时，医院并不应提供过多的院前急救人员，而是要让这些医护人员投入到医院的应对工作中。

院前急救人员要接受专业培训。通常情况下，院前急救人员均是医学专业的执业人员。如果情况并非如此，那么培训至少应包括教授相关课程，并在重大事故演习前与紧急服务部门做好沟通。

接诊阶段

在这一阶段，医院必须为其临床和管理工作做好准备，以接收伤员。通常，接诊阶段持续数小时，在严重事故中可能会持续数天，这可能是应对中最混乱的部分。根据事故类型，伤员可能通过多种方式到达（包括自我疏散）医院，通常没有特定的顺序。如果重伤人员被困，轻伤人员将先于重伤人员到达。

该计划必须确保这一阶段的应对是稳妥的，并确保伤员和医护人员有序进出正确的区域。

医院的准备

医院的准备程度取决于从发出事故警报到伤员到达的时间长度。在一些重大事故中也可能没有时间间隔，而是准备工作与急救工作同时进行。

准备工作包括将医护人员和急救资源分配到由高级护士及其副手们控制的临床诊疗区域。此外，安保人员负责控制交通流量和使人员有序进入医院。非临床方面的后续准备工作应由高级管理人员及其副手们负责。

应对重大事故要求医院各区域被重新分配新的"角色"。这些区域可能是诊疗区（例如将康复理疗室改造成患者等候区）或行政区（例如将会议室改造成新闻发布会场所）。在重大事故发生期间，这些区域将发挥重要作用。在重大事故响应的早期阶段就应优先考虑准备以下区域（方框3.1）。其中包括急诊科的接诊区、医护人员报告区、手术室和重症监护室。具体内容将在第十二章中有更详细的说明。

方框3.1　需要早期准备的重要诊疗和行政区域

诊疗区域
- 接诊区（急诊科）
- 医护人员报告区
- 手术室
- 重症监护室
- 病房
- 患者等候区

行政区域
- 医院协调中心
- 医院信息中心
- 出院/团聚区
- 新闻发布区

重点：关键区域

管理

　　想要有效地组织护理工作，对重大事故的响应有一个全面的认识是至关重要的。这项任务由医院协调小组（hospital co - ordination team，HCT）完成。一旦启动重大事故响应计划，就必须成立该小组。它由医疗协调员、高级急诊医生、高级护士和高级管理人员组成（图 3.1）。

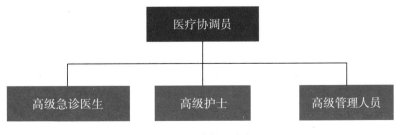

图3.1　医院协调小组

医疗协调员通常是负责对事故响应整体有所了解的一名高级医生（也可能是高级护士或管理人员），他们不参与对患者的直接诊疗或护理。负责接诊区的高级急诊医生、控制护理服务提供和诊疗区域准备的高级护士、负责监督支持服务以及与患者家属和媒体沟通的高级管理人员均应协助医疗协调员。综上，HCT成员的职责即监督其他重点人员。

从重大事故的早期阶段开始建立控制系统是很重要的。第七章中阐述的可伸缩的层级结构说明了如何在重大事故的早期进行关键的诊疗预约。随着更多高级别员工的到来，指挥和控制系统将随着职责移交给更高级别的员工，以及辅助人员的填补而得到完善和发展。起初，在进一步的援助到来之前，可能会安排初级工作人员负责诊疗区的工作。他们的诊疗行为必须清楚地记录在相关的行动卡上。这部分内容我们将在第四章和第十一章中进行更详细的讨论。

充足的行政和辅助人员配置至关重要。患者第一次到达医院时，必须在分诊处附上某种形式的、固定的身份标识，通常包括预先准备好的重大事故识别腕带和标有相同编号的空白便条。在此阶段不应收集完整、详细的管理信息，否则会对工作造成阻碍。如果将预先准备好的病历从一个点（分诊区）发出，并且事故中的所有患者信息都经过该点，那么仅通过查看发出的病历信息就可以获得患者的流动记录。把这份简单的登记册送交至医院信息中心，而后工作人员再将获得的详细资料进行核对。这个系统需要与警方伤亡记录小组的系统并行运行，以避免做不必要的重复工作。

准确的伤亡管理记录在重大事故响应中是一项相当大的挑战，并且具有重要意义。诊疗记录需要匹配接诊区的患者；需要整理患者的姓名，以提供参考信息；需要建立与警方伤亡记录小组的沟通渠道，并且要建立档案。以上都要在不显著影响对患者的诊疗、护理的情况下完成。高级入院管理人员必须监管所有文件，当然如果要快速有效地处理文件，就需要大量员工的协助。

个人财物不仅对伤亡人员有重要价值，对警方也可能有相当大的价值。针对这两个原因，一个稳妥的存储和识别系统至关重要，该系统通常有与伤亡识别系统匹配的预先编号的包袋。

支持

所有伤员将由一名分诊人员在急诊室门口接应并进行分诊（详见第十三章）。

分诊后，患者被转移到接诊区（接诊区可能在急诊科，也可能在其他区域，这取决于接诊区的大小），并进行重新评估和治疗，这项任务由治疗小组承担。就管理诊疗负荷和临床资源的最佳配置而言，时刻保持掌握事故响应的总体情况至关重要。应尽快建立高级监督机制，这在所有的照护区域都是十分必要的。此外，接诊区还应得到高级外科医生（评估创伤和手术的优先级）和高级内科医生或重症监护医生的支持。

参与报告的工作人员应组成具有不同专业技能的团队，再根据患者的需要和人数被派往诊疗区。团队系统要求其负责人在出现问题时向更高级别的管理人员报告。

在接诊阶段，大部分轻伤者会接受简单护理，然后从接诊区出院回家。

在不同治疗阶段或出于不同原因，部分患者需要进行转移。一些轻伤者能够自行前往出院团聚区。一些重伤患者必须立即转移到手术室，而医疗资源稀缺意味着其他患者必须在复苏期间转移到术前监护病房和重症监护室等区域继续进行治疗。死亡患者可能要被转移到停尸房。由于转移的患者很多，必须仔细记录目的地，并通知医院信息中心。

关于接诊阶段，第十二章将有相当详细的介绍。

明确治疗阶段

伤员通过接诊区后的所有治疗都被认为是明确治疗阶段。这种区分有些武断，因为对于一些伤员（尤其是危及生命的伤员），接诊 / 立即治疗和明确治疗之间的过程是连续的；而对于其他人，虽无须立即治疗，但明确治疗阶段可能会持续几周甚至几个月，这取决于患者遭受伤害的轻重程度。

住院接受明确治疗的患者可能需要几天至几周的时间进行协调。最初，住院阶段主要解决外科和重症监护服务的问题。高级外科医生和高级内科医生在这一阶段起着重要作用，并受到 HCT 的监督。随着时间的推移，常规的管理系统将重新介入。

在明确治疗阶段规划如何提供护理服务是至关重要的。遗憾的是，我们不可能事先准确地预测需要哪些资源。虽然许多重大事故响应计划都针对的是外科疾病患者，但这其实是不妥当的，因为许多事故也产生了需要内科护理的病例。此外，急危重症患者的护理往往对整个护理的提供至关重要，因此必须提前进行规划。

在第十四章中我们将详细讨论明确治疗阶段。

恢复阶段

医疗协调员将决定如何分阶段停止响应，并通知相应的工作人员。在作出撤离人员的决定时，应考虑到接诊阶段结束后，一些特殊的诊疗活动很可能还会持续几天。

一旦发生这种情况，就需要解决所有剩余的操作问题，并恢复正常服务。与此同时，我们还应反思对患者和医护人员心理健康的照顾是否得当。最后，必须进行审查（可能还有质询）。

第十五章将详细讨论恢复阶段。

3.3　小结

- 医院对重大事故的响应是复杂的，旨在为尽可能多的患者提供良好的照护。同时，响应计划应遵循 CSCATTT 原则。
- 医院内的所有部门都将参与响应工作。响应工作分为院前阶段、接诊阶段、明确治疗阶段和恢复阶段。
- 由于计划的复杂性，个人不可能全面掌握计划的各个方面，因此在行动中应该采用合适的行动卡。

第二部分
准　备

第四章
重大事故响应计划

学习成果

读完本章后，你将能够：

· 认识重大事故响应计划的一般原则。

· 定义重大事故响应计划的组成部分。

4.1　计划

重大事故鲜有发生，卫生服务部门的应对不能以有关工作人员的经验为基础。因此，计划对于确保最大限度地利用现有的技术和资源而言至关重要。

一般原则

当你在制订计划时，会不禁想要为每个人和所有可能发生的事情制订计划。然而，在进行任何计划之前，确定计划的总体范围和目标非常关键。从本质上讲，这些都很简单。一份完美的计划将确保正确的人员在正确的时间到达正确的地点，并且到达后就开展各自的工作。

重大事故响应计划应按照一般原则来指导个人和组织。明确个人职能的细节是不切实际的，而且往往是不必要的。那些已经具备相应技术的人常会忽视相关专业任务的详细说明，而那些不具备相应技术的人也难以理解。因此，规划过程的其中一部分就是选择合适的工作人员。对于在重大事故响应中有特殊职能的人员，在启动计划之前需要进一步培训（培训的相关内容将在第六章中讨论）。

重大事故响应计划必须涵盖从最初通知到最终汇报的所有部分。理想情况下，计划应该反映响应的不同阶段，工作人员在压力下也必须能够很容易地理解计划的内容。然而，这两个原则（全面性和可理解性）在某种程度上是矛盾的，一个庞大而全面的计划不容易被工作人员迅速消化，一个小的计划也不可能覆盖计划的各个方面。这个显而易见的问题可以通过给所有员工一个总反馈来解决，这样他们就能知晓自己在组织中的具体位置，同时也会明确个人特定的任务（如使用行动卡）。

特定的目标

计划的一般原则很简单，但这并不意味着计划本身就很简单。为了实现最终目标——允许员工做正确的工作，需要建立相当复杂的机制。

重大事故响应计划（及其后续工作）的建立机制可以按下列主题进行讨论：

- 指挥和控制
- 沟通
- 选择重点人员
- 重点人员的任务分配
- 建立团队
- 设定重点区域
- 基础设施

我们可以从各种信息来源中获得关于响应计划的建议。英国 NHS 编制了一系列院前和医院照护指南，以协助响应人员。该系列指南是通用的，不涉及医院响应措施中的具体角色。HMIMMS 手册和课程就如何将计划原则融入实践提供了进一步建议。

重点：国家指导原则

4.2 院内计划

指挥和控制

极少数医护人员有应对重大事故的经验，因此如果他们想要顺利完成这项工作就需要指导。为了实现这一点，事故指挥和控制机制是非常重要的。医院的整体应对工作由 HCT 协调，而 HCT 由医疗协调员领导，负责控制医院内的所有医疗、护理和行政任务。

该机制基于第八至第十章中讲述的医疗、护理和管理层级结构。

沟通

沟通不畅是重大事故应对中最常见的障碍。因此，医院必须有一个健全的系统来处理通知和激活程序。相关内容将在第十一章详细讨论。

在事故发生期间，各部门和患者之间的沟通可能会很困难，患者的信息可能会在系统中丢失。因此，所有重大事故响应计划启动之前都必须准备好档案系统，以应对这一问题。

选择重点人员

在理想的情况下，应对重大事故可能需要医院内最有经验的医护人员立即参与响应。但是这种要求很难实现，尤其是在夜间和周末。因此，制订计划时就应考虑到这一点，并且以常规方式发挥关键作用的人员，其职责是作为事故伤者与实习医生或值班人员沟通的桥梁，而不是与特定的某个人联系。

重点人员的任务分配

很少有人有足够的兴趣去阅读和牢记整个响应计划。因此，我们需要一份备忘录，即提供给所有可能参与重大事故响应人员相应的行动卡。行动卡中应该说明每个人的职责、他们在相关层级中的位置，以及他们履行职责所需的基本信息。

如第七章中所述，在最初阶段可能需要初级医护人员承担指挥职能。随着更多高级医护人员抵达，这项工作才被移交。

建立团队

为了伤员的诊疗和护理达到最佳效果，医生和护理人员需要组成小组（团队）。这项分配工作应由担任医疗协调员的高级工作人员完成。有关小组的其他信息记录在相关人员的行动卡上，因此必须为所有参与重大事故响应的小组提供行动卡。

设定重点区域

重大事故可能使医院的环境布局发生变化，某些区域需要扩大以容纳更多患者。通常急诊科可能会使用相邻区域来处理3级伤员，而急危重症患者可能会转移到手术室进行治疗。因此，对于重症监护室和急诊科等高容量需求区域应提前进行规划（表4.1）。

表4.1 设定重点区域

区域	人员	特征
员工报告区	小组协调员	在急诊科附近；方便从院外进入；配备重大事故电话*
出院/团聚区	高级护理人员 合格志愿者	与公众隔离；避开媒体；配备重大事故电话
患者等候区	病理科人员	面积大；离急诊科很近；不得接触媒体和公众
医院控制室	医院协调小组人员	在急诊科旁或内部，沟通机制良好；有电话和传真
志愿者报告区	志愿者协调员	医院入口附近；配备重大事故电话
医院问询处	问询人员	在出院/团聚区域附近；有重大事故电话
新闻发布区	新闻发布人员	新闻发布会场地
紧急献血区	输血服务人员	为当地输血服务机构安排的工作地点（可能不在院内）
亲属区	患者亲属	配备茶点；配备重大事故电话

*代表重大事故电话是在事故响应期间用于工作的专用电话。

事故发生时使用的病房应预先指定，以便这些病房的医护人员熟悉自己的职责。

其他区域是否只在事故发生期间存在，应该通过重大事故响应计划中的任命和人员配置系统来确定。

基础设施

如果没有足够的基础设施为患者和工作人员提供支持，响应措施将难以实施。响应计划的一部分是明确需要哪些服务来支持响应工作，并评估充分性。表 4.2 列出了可能需要规划医院基础设施变更的一些示例。

表4.2 需要规划医院基础设施变更的示例

区域	示例
饮食服务	增加不同区域的餐饮供应和补给
洗衣房	增加不同区域的洗衣房
临床设备供应	主动向急诊科提供补给，避免耗材耗尽
非临床设备供应	为安保部门提供交通标识
专业设备供应	准备更多的便携式呼吸机
托儿所	为临时从家中召集的员工提供幼儿照护服务

4.3 小结

- 如果一个重大事故响应计划要顺利运行，合理规划是至关重要的。
- 本书提供的信息有助于规划人员构建一个全面的且可行的重大事故响应计划。

第五章
应对重大事故所需物资与设备

学习成果

读完本章后，你将能够：

- 描述有效应对重大事故所需的特殊设备。
- 确定医护人员所需的个人防护设备。
- 解释临床设备与物资的供应和再供应。
- 确认应对重大事故期间现有的和特殊的通信系统。

5.1　介绍

正如应对重大事故需要为人员配置作出特别规划一样，为临床医生和管理人员提供他们需要的装备同样要进行特别规划。

其中一些设备与适用的特殊情况有关，例如为院前小组提供的个人防护装备（personal protective equipment，PPE）或危险化学品事故中的解毒剂，在涉及的患者人数较多时还需一些其他设备。无论出于什么原因，重要的是要确保及时获得所需设备。

本章主要讨论应对重大事故时的人员防护、临床治疗和通信系统所需的设备。

5.2　重大事故响应

想要有效地实施重大事故响应计划，当然需要一些特殊设备。主要包括能够有助于进行事故管理的设备。因此，应该提供重大事故的记录文件，以及财务袋。参与响应的人员应穿着规定着装并佩戴徽章，以便于快速识别工作人员及其职能。另外，在医院信息中心和医院问询处可能需要使用白板或其他方式记录信息。本章的结尾将讨论建立良好沟通渠道所需的设备。

5.3　人员防护

参与院前响应的工作人员需要配备 PPE。这部分内容在《重大事故医疗管理和支持：现场实践方法》（ALSG, 2012 年）中有详细论述。所提供的 PPE 必须包含各种尺寸。

对于医护人员来说，通用的防护措施通常就足够了。当然，救援掩埋在废墟下的伤员时，需要戴上防护手套。

关于危险品事故的救援将在第十六章中讨论。

5.4　临床治疗

在院前阶段和接诊阶段，以及在最初的明确治疗期间，都有必要为临床物资、设备的提供和补给作出特殊安排。

院前阶段

在《重大事故医疗管理和支持：现场实践方法》（ALSG，2012）中对院前阶段进行了详细讨论。其原则是设备必须是组合式的，为医护人员提供的设备应当作为补充而不是与救护车内的设备相同。由于在院外没有设备来源，因此巡回外科小组（mobile surgical team，MST）需要确保携带院前急救所需的所有器械。

接诊阶段

在接诊阶段提供特殊的物资及设备一般出于两个原因。一是通常要征用新的区域来治疗患者（多数病情轻微），这些区域以往不会配备相应的物资及设备，响应计划必须确保立即提供易于运输的额外物资（一般装在搬运箱中）。二是医院的"及时"补给原则意味着如果患者负荷量异常，一次性用品可能在短时间内消耗完。响应计划制订者必须认识到这个潜在的问题，并采取适当的解决方案。其中一个解决方案是与供应商商定重大事故物品清单和交付时间。表 5.1 和表 5.2 列出了每 50 名轻型病例和每 25 名重型病例所需的物资补给。每 10 名儿童伤员的补给清单见第十八章。

> **重点：一次性用品供应**
>
>

虽然有必要提供备用解决方案，但现实情况是许多急诊科通常每天要接待 200 ~ 400 名患者，以重大事故的工作量（见第一章）造成严重物资短缺的情况比较少见。

明确治疗阶段

与管理安排和人员配备一样，在明确治疗阶段，设备与物资供应和补给可能会使用更多的常规解决方案。因此，供应部门很可能使用常规方法来获得特殊物资（如额外的外固定架）。只有在中等或严重事故中，才可能出现当地可用物资紧缺。这种情况下，设备制造商和供应商能够在寻找解决方案方面提供更多的帮助。

表5.1　每50名轻型病例的一次性物资补给清单示例

物资名称	单位	数量	物资名称	单位	数量
氧气管	30m	1	石蜡纱布	40m	5
抽吸管（3）	30m	1	铸型垫（7.5）	盒（12）	10
氧气管（5）	30m	1	铸型垫（15）	盒（12）	8
绿色隔离服	包（100）	2	袖带	盒	5
检查服	包（100）	1	听诊器	个	10
石膏绷带（7.5）	盒（12）	10	小手电筒	个	10
石膏绷带（15）	盒（12）	10	手术刀（15）	盒（10）	5
石膏托（10）	盒	2	手术刀（23）	盒（10）	5
石膏托（15）	盒	2	锐器盒	个	5
薄纱布（7.5）	个	100	静脉插管（18 G）	盒（50）	2
薄纱布（10）	个	100	手套（StSm）	双	150
绷带（7.5）	个	100	手套（StM）	双	150
绷带（15）	个	100	手套（StL）	双	150
三角吊带	包（12）	5	手套（NStSm）	盒（100）	5
管状绷带（B）	盒（10m）	5	手套（NStM）	盒（100）	5
管状绷带（C）	盒（10m）	5	手套（NStL）	盒（100）	5
管状绷带（D）	盒（10m）	5	止血带	个	15
管状绷带（E）	盒（10m）	5	Yankauer吸引管	个	50
管状绷带（F）	盒（10m）	5	注射器（2mL）	盒（100）	5
管状绷带（G）	盒（10m）	5	注射器（5mL）	盒（100）	5
弹力管状纱布（7.5）	盒（10m）	3	注射器（10mL）	盒（100）	5
弹力管状纱布（15）	盒（10m）	3	注射器（20mL）	盒（100）	5
无缝管状纱布（01）	卷	3	大号油纸	个	10
透明胶带（1.25）	盒（24）	2	剪贴板	个	20
透明胶带（2.5）	盒（12）	2	保鲜膜	卷	2
胶带（5）	卷（10m）	3	护理垫	盒（50）	1
胶带（10）	卷（10m）	3	笔（黑色）	支	100
创可贴（3.8）	盒（100）	3	笔（红色）	支	50
非黏附敷料（5）	包（100）	5	A1活动挂图	个	1
非黏附敷料（10）	包（100）	5	粉色相纸	令	4
无菌医用胶带	盒（50）	3			

表5.2　每25名重型病例的一次性物资补给清单示例

物资名称	单位	数量	物资名称	单位	数量
胸腔引流管	盒（10）	1	气管内导管（9）	管	20
相关配件	盒（10）	5	静脉插管（16G）	盒（50）	2
氧气管（3）	30m	5	静脉插管（18G）	盒（50）	1
石膏托（10）	盒	1	静脉插管（20G）	盒（50）	1
石膏托（15）	盒	1	吸管（弯曲10）	个	30
薄纱布（10）	每个	25	吸管（弯曲12）	个	30
敷贴（15）	卷（5）	3	吸管（弯曲14）	个	30
医用胶带（1.25）	盒（24）	1	导尿管（12）	个	10
医用胶带（2.5）	盒（12）	2	导尿管（14）	个	10
矫形羊毛绑带（7.5）	盒（12）	8	导尿管（16）	个	10
矫形羊毛绑带（15）	盒（12）	4	导尿管（18）	个	10
气管插管工具包（成人）	个	15	旋转接头	包（10）	2
袖带	盒	3	高效过滤器SQ405	包（6）	5
气道（2）	气道	25	手套（StSm）	双	50
气道（3）	气道	25	手套（StM）	双	50
气道（4）	气道	25	手套（StL）	双	50
氧气面罩（成人）	面罩	25	手套（NStSm）	盒（100）	2
雾化器	个	25	手套（NStM）	盒（100）	2
气管内导管（7）	管	20	手套（NStL）	盒（100）	2
气管内导管（7.5）	管	20	三通阀	个	10
气管内导管（8）	管	20	动脉血气针	个	50
气管内导管（8.5）	管	20	止血带	个	5
鼻胃管（14）	管	15	注射器（2mL）	盒（100）	1
鼻胃管（18）	管	15	注射器（5mL）	盒（100）	1
除颤衬垫	对	10	注射器（10mL）	盒（100）	1
心电图电极片	包（25）	2	注射器（20mL）	盒（100）	1
听诊器	每个	5	中心静脉导管（16）	个	10
小手电筒	每个	5	腹膜透析导管	个	10
手术刀（15）	盒（10）	2	剪贴板	个	10
手术刀（23）	盒（10）	2	保鲜膜	卷	2
导尿袋	个	50	面巾纸	盒	10
锐器盒	个	2	笔（黑色）	支	25
Yankauer吸引管	管	25	笔（红色）	支	25

5.5　通信系统

　　正如重大事故响应的其他方面一样，良好的沟通对于响应计划的成功运作也至关重要。我们既需要现有的通信系统，也需要特殊通信系统，方框5.1中列出了几种方法。

方框5.1 在重大事故响应期间需要的现有通信系统和特殊通信系统

现有通信系统
- 总机
- 移动电话
- 救护车通信系统
- 无线电设备（搬运人员/安保部门）

特殊通信系统
- 重大事故电话
- 来自服务商提供的附加电话
- 应急服务无线电
- 滑行装置

现有通信系统

传统电话是医院通信系统的支柱。通过总机将重要消息通知给关键人员，其他人通过指定的直拨电话进行呼叫，并采取措施尽量减少医护人员使用总机。

一旦事故见之于公众，总机很可能会承受相当大的压力，即使最先进的系统也可能超负荷。医院内部的沟通压力相对较小，但在这种情况下，直拨电话可能会失去作用。如果总机发生故障，通常会启用备用设备，因此备份号码应该纳入重大事故管理目录中。

移动电话

医护人员和患者都可以使用移动电话。但是局部通信可能会超负荷或关闭，从而导致网络无法运行。在重大事故的早期阶段，规划者不应依赖蜂窝网络通信。群组消息应用程序可以作为重大事故中协调通信的有效辅助工具。

无线电设备

医院应保持急诊科和救护车控制中心之间的无线电联络。这类联络主要由救护车联络人员控制，但如有必要可以直接与事故现场联络。

安保和搬运人员应充分使用无线电设备，必要时可以使用这些设备来保证现场的所有通信工作。

特殊通信系统

如方框 5.2 所示，应尽可能为重点区域和高级人员提供事故专用电话。医院可以租用不同于总机的专用线路，或者安装交换设备，以便在响应计划启动时"征用"该线路。后一种方法成本较小（多已支付线路租金），因此常作为首选方法。

> **方框5.2　需要使用事故专用电话的重点人员**
>
> **电话**
> - 医疗协调员
> - 高级急诊内科医生
> - 高级护士
> - 高级管理人员
> - 警方伤亡记录小组
> - 救护车联络人员
> - 医院问询处
>
> **传真**
> - 警方伤亡记录小组
> - 医院问询处

5.6　小结

- 医院需要准备特殊物资及设备才能有效应对重大事故。
- 某些工作人员需要个人防护装备，医院应提供并作出适当规定。
- 在院前阶段、接诊阶段和明确治疗阶段，需要为初次提供和补给临床设备、物资进行特别规划。
- 通信设备必须适应目标要求。

第六章

培　训

学习成果

读完本章后，你将能够：

· 认识到为什么培训是重大事故响应的一个组成部分。

· 描述可用于重大事故响应培训的各种方法。

· 识别重大事故响应与日常工作的不同。

6.1　介绍

书面计划很重要，它是响应计划的基础，但如果将它束之高阁，只有在发生重大事故时才启用，那么响应行动终会失败。因此，培训是重大事故响应工作的一个重要组成部分。它有两个目标：

· 确保工作人员了解他们在重大事故响应中的职责。

· 确保计划是可行的，并能充分发挥作用。

6.2　演习

依据传统，重大事故演习规模是相当大的，需要多机构参与并且要模拟伤亡情况。虽然相关演习非常有用，但成本巨大，难以组织，还常常不能达到培训的目标。培训应集中解决重大事故响应计划中出现的新问题。例如，要求外科医生描述他们将如何处理伤口是毫无意义的，因为这是他们的日常工作；而询问同一位外科医生在手术能力有限情况下，如何优先处理一群患者是有意义的。

重大事故响应与日常工作的不同之处是其包含指挥、控制、通信和分诊等内容。这些确实需要练习，但在多机构演习中经常被忽视。

培训包括以下内容：

· 个人培训

- 分诊演习
- 桌面演习
- 多机构演习

HMIMMS 原则将重大事故培训分为几个基本模块（图 6.1）。可以通过实际技能培训、桌面演习和无伤亡演习（practical exercises without casualtie, PEWC）来加强，并逐步发展为单一服务演习，最终发展为带伤员的多机构演习。

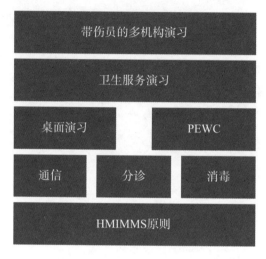

图6.1　重大事故培训的基本模块

在大多数领域，应急服务部门有法定义务测试和验证应急计划及其程序。这可以通过演习来实现。

现已确定了三个不同层次的演习：

A 级演习：主要实施大型多机构演习，需要承担相对较大的投入，并需要一些组织的资助。

B 级演习：主要实施桌面多机构演习，需要多个组织投入。

C 级演习：地方一级为解决特定问题而设置的现场或桌面演习，以解决可能在 A 级或 B 级演习中出现的突出问题。它可能旨在满足单一机构的需要，但可能需要另一个或多个机构一定的投入。这种级别的演习也需要一定的机构间联络。

所有演习参与者都要进行内部组织汇报，以了解和记录所有表现出色的部分和需要改进的部分。此外，每个参与机构的负责人应遵循流程接受多机构汇报。从这些演习中得到的所有经验都应该反馈到响应计划和程序中，并在未来的演习中重新评估。

个人训练

在重大事故响应中，个人的职能应尽可能与其日常职能一致。处理重大事故并不是学习新技能的时候，如果个人要因此承担许多新的任务，那么他大概率会失败。

重大事故响应中个人的职能将取决于事件本身，因此需要正式的个人培训：

- 医院指挥和控制
- 现场指挥和控制（指挥员）
- 巡回医疗队
- 新闻／媒体培训
- 分诊

应提前确定以上培训的必要性，并对将要履行这些职责的个人进行相应的培训。

医院应有专门的培训课程来教授所需的临床和管理技能。所有需要在计划中承担职能的个人都应该接受培训。表 6.1 列出了医院内常见的培训课程。

表6.1 医院相关培训课程示例

课程	内容
HMIMMS*	医院重大事故的管理与实施
高级生命支持* （advanced life support，ALS）	心肺复苏技术
高级儿科生命支持* （advanced paediatric life support，APLS）	医院环境下儿童的临床护理
高级创伤生命支持 （advanced trauma life support，ATLS）	创伤患者的临床护理
急症救护 （MedicALS）	急诊患者的护理
新生儿、成人、儿童安全转移和接收 （neonatal, adult, paediatric safe transfer and retrieval，NAPSTaR）	结构化的转移方法

*代表可为短期（1天）团队提供的课程

媒体培训通常可以由医院信托机构或当地卫生部门组织。

分诊演习

在急诊科中，重大事故的分诊不同于日常工作中使用的方法。在护士主导的分诊课程和 MIMMS 中，将对重大事故的初步分诊进行专门培训。然而，在事故响应的后期阶段也会进行分诊，如专科的术前服务和二次转诊。关于分诊的培训，可以通过以下两种方式进行。

书面分诊演习

要求受训者在获得足够的临床信息后对若干伤亡人员进行分诊。要做到这一点，最好的办法是确定伤员是亟须抢救、紧急抢救、可延迟处理、姑息治疗还是死亡，而不是按接诊顺序进行干预。这更接近于现实生活中的情况，书面演习可以包含指导者认为必要的、尽可能多的背景信息和附加训练。例如，重新调整医院的指挥结构和布局。

动态分诊演习

与书面演习的内容类似，但要求学员组成小组进行应对演练。演习中允许讨论分诊决定，并对如何实现该决定进行公开评估。该方法可用于确定患者的分组，以及每组的治疗顺序。

桌面演习

桌面演习通常在小组中进行。首先向小组描述一个场景，他们的任务是根据该场景来解决某些问题。由一名教员带领小组完成演习，演习中允许小组讨论并解决问题，教员要仔细寻找小组的论证过程以及对行动结果的假设中存在的缺陷。

当小组由来自不同组织和员工群体的代表组成时，他们可以进行多方讨论，因此演习的效果最好。例如，手术室应对管理的桌面演习可能包括以下人员：

- 外科医生
- 手术室护士
- 麻醉医生
- 手术室执业人员
- 消毒人员
- 手术室搬运人员

桌面演习是一种非常强大的演习方式，可以在重大事故计划中说明和解决复杂的问题。它几乎适用于重大事故响应过程中的任何层面，尤其在演示指挥、控制和通信方面卓有成效。

大型多机构演习

大型多机构演习通常每年举行一次（特别是法定要求参与演习的机场）。这些演习中，由志愿组织成员模拟伤员。

多机构演习大多包含所有院前急救服务，因此是检验院外重大事故响应计划的一种方法。参与演习的伤亡人员可能被送往医院，然后成为医院内演习的一部分。然而这在实践中往往难以实现，因为医院不可能停止工作来处理这些模拟伤员，此时桌面演习就是验证和训练院内响应措施的最佳方法。

所有演习参与者都要进行内部汇报，确认并记录所有表现出色的部分和需要改进的部分。从演习中吸取的经验教训应反馈到响应计划的程序中，以便在未来的演习中重新进行评估。

6.3 小结

- 即使是完美计划，如果工作人员不熟悉它的用途和制度，计划也会失败。
- 培训是应对重大事故准备工作的一个重要组成部分。
- 针对重大事故的培训有多种方法，但最有效的培训旨在评估计划中不属于日常工作的内容，即指挥、控制、通信和分诊。

第三部分
管　理

第七章
可伸缩层级的概念

学习成果

读完本章后，你将能够：

· 描述如何在重大事故中使用可伸缩层级结构。

7.1 重大事故响应计划通用框架的基本原理

任何地方都可能发生重大事故。因此，凡是有急诊科的医院都可能接收伤员。当然，规模不同的医院，可能包含不同的专业。不幸的是，医院既无法预测也无法控制重大事故发生后可能接收的伤员类型。因此，所有的响应计划都必须能够应对多种类型的伤员，并给予适当处理。正因为如此，所有响应计划都将包含同样的核心角色及其职责，这些角色的职责需要作为响应的一部分来执行。

例如，所有计划中必须优先抢救1级伤员。具体由谁来完成，以及如何完成，可能会因医院类型不同而有所不同。在大型医院，会根据不同类型的患者预期来划分治疗小组，如外科、内科或儿科组。规模较小的医院可能无法进行分组，所有工作将由一个小组承担。换句话说，参与重大事故响应的人员可能因院内医护人员数量或可用设施的数量而异。

在全面应对重大事故期间，所有医院都会存在类似的情况。许多医院的重大事故响应计划都设置了大量的行动卡，这些行动卡囊括了医院应履行的责任。然而，计划中所有分配到任务的人员不可能立即到位。大多数重大事故的响应工作都是在一段时间内，随着更多的工作人员到达医院而逐渐展开的。其实至关重要的是，重大事故响应的启动能够由少数工作人员来完成。一个有益的建议是重大事故的响应只能由非在岗人员来启动。

在规模较小的医院，以及在建立重大事故响应措施期间，少数人员可能会承担大量工作任务，直到进一步的援助到来。显然，这些人员必须对分配给他们的任务进行优先级排序，这一点必须明确地写在行动卡上。随着更多员工的增援，将会根据优先级分配工作。

用于在不同规模的医院分配工作人员和在重大事故响应期间分配工作人员的系统被称为可伸缩层级结构。

重大事故中的岗位职能可以分为以下三类：

1. 临床职能：包括合适的临床人员配备和事故的整体临床管理。

2. 护理职能：包括护理响应工作的管理，如为医院不同诊区分配护理人员，以及准备重点区域和设备等。

3. 管理职能：包括医院的管理支持服务，如新闻发布、搬运、餐饮、交通管制和安全等服务。

这三个职能组是基于医院日常的运作结构，每个领域都有特殊的责任，无法依靠个人独立完成。以上都是对重大事故作出充分应对所必需的。三个职能组在重大事故的多个节点上都会互相协调，但每组都应有一人对该组中的所有成员及其职责全面负责。以上人员连同高级急诊医生共同组成了医院协调小组。

7.2 医院协调小组

医院的整体应对工作由医院协调小组（HCT）控制（图 7.1）。全面负责的是医疗协调员，一般是医疗科主任或其副手（也可能是高级护士或高级管理人员）。此外，医疗协调员还需负责临床分级。

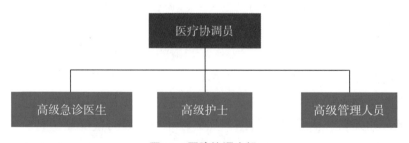

图7.1 医院协调小组

高级急诊医生主要负责重大事故接诊阶段的组织工作。响应计划启动之初，这项任务可能由急诊科最高级别的医生来负责。

高级管理人员一般由管理团队的高级别成员来担任，负责协调医院的支持服务。响应计划启动之初，可能由值班管理人员来担任。

高级护士应由护理部门的高级别成员担任，主要负责协调医院的护理工作。应注意从急诊以外的科室抽调高级护士，以确保急诊科的正常运转。

HCT 行动对成功处理重大事故至关重要。规划者必须确保在应对过程中使这些关键职能人员提前熟悉自己的职责并接受充分训练。

7.3　可伸缩层级结构

第八至第十章将更加详细地讨论重大事故响应中涉及的三个层次。每个层级由 HCT 的一名成员领导。每个角色都有相应的颜色标识。

红色岗位：该岗位的设定是重大事故响应计划的组成部分。这些人员管理重大事故响应的一个方面或一个阶段。所有计划都必须为这些岗位的填补作出规定。随着时间的推移和更高级别增援人员的到来，每个人的职责都可能会改变。然而，即使是在医院非工作时间内，待命或住院医生也应具备填补该岗位的能力。

黄色岗位：该岗位是重大事故中可能有用的额外角色。有些医院可能没有足够的人员来填补这些岗位，相关工作任务将仍然由红色岗位人员负责。在重大事故响应的早期阶段一般不需要填补这些岗位。

白色岗位：该岗位也是重大事故响应计划的组成部分，但其主要关注的是护理或服务工作，而不是管理。所有的响应计划都必须确保这些岗位得到人员补充。

可伸缩层级结构是如何运作的

可伸缩层级结构用于在重大事故的早期阶段对岗位动态和优先级的分配。在事故响应的早期阶段，几乎没有人能胜任每一个岗位，因此需要少数人员来履行和兼任多个岗位。首先应分配红色岗位，一旦红色岗位得到补充，将会有更多员工被分配到白色或黄色岗位。

高级管理人员通常兼任医院内的多个职务。在大型医院中，可能会由不同的人负责这项工作；而在小医院或在重大事故响应的早期阶段，医院值班管理人员将负责确保其他工作人员履行各自的职责。这就要求管理人员安排事故响应早期阶段工作的优先级（如确保提供搬运服务）。

某些岗位职责可以合并，例如高级管理人员、新闻发布人员、高级搬运人员、高级运输管理人员和高级安保管理人员，最初可能都由同一个人承担。

层次结构的可扩展性意味着红色岗位职责包含了所有下级岗位职责，直到有足够的、有资质的员工填补黄色岗位。

例如，在一家小型医院，如果没有医生治疗 3 级伤员，这些患者的诊疗责任将由高级急诊医生承担（这可能导致治疗延误，直至专科医生到来）。

此外，红色岗位可能会由事故现场的工作人员填补，直到更多高级别人员到达。例如，如果高级护士先到达事故现场，那么该人员也将履行高级出院护士的职责。

这种整合职能的过程使医护人员能够在 24 小时内迅速建立起可行的指挥和控制机制。

在可伸缩的层级结构中，如果员工无法填补重大事故响应计划中的所有岗位，那么他们所有的下级责任将由在场的人员承担。例如，高级外科医生负责院内、外科患者的分诊和治疗，这项工作通常需要其他工作人员协助完成。但在事故发生时可能需要其单独监督整个外科响应过程。在救援到来之前，每个人都必须按患者病情的轻重缓急来处理自己的工作。

重大事故响应行动卡中对每一个岗位都进行了相应的解释，示例详见第八至第十章。行动卡解释了响应小组中每个人的即时行动和责任。在可伸缩层级结构系统中，行动卡还包含个人可能需要承担的附加职能信息。随着重大事故从接诊阶段过渡到明确治疗阶段，某些岗位（如高级急诊医生）将变得不那么重要。用这种方式描述是为了展示如何快速形成层级结构，以提供更加全面的初始响应。

7.4　小结

- 无论重大事故发生在哪里，无论患者在哪里接受治疗，都需要相似职能的人员承担救治工作。
- 可伸缩层级结构的使用提供了职能分配的逻辑框架。
- 可伸缩层级结构使响应行动能够适应不同的医院、不同的事故和不同的时间。
- 可伸缩层级结构使重大事故的应对是动态的，响应计划由少数员工启动，随着更高级别的增援人员的到来而逐步展开。
- 使用可伸缩层级结构是能够应对所有重大事故危害的简单而合乎逻辑的方法。

第八章
临床的层级结构

学习成果

读完本章后，你将能够：

- 描述在重大事故响应中，必须在可伸缩层级结构中填补的临床岗位。

8.1　介绍

　　临床层级结构负责向患者提供临床照护，直接参与患者评估和治疗的医生属于这一层级。它由医疗协调员监督。临床层级结构有两个主要组成部分：医疗支持服务（图8.1a）和临床服务（图8.1b）。图8.2为该层级结构的局部重点版本，图中有空白框供读者填写。

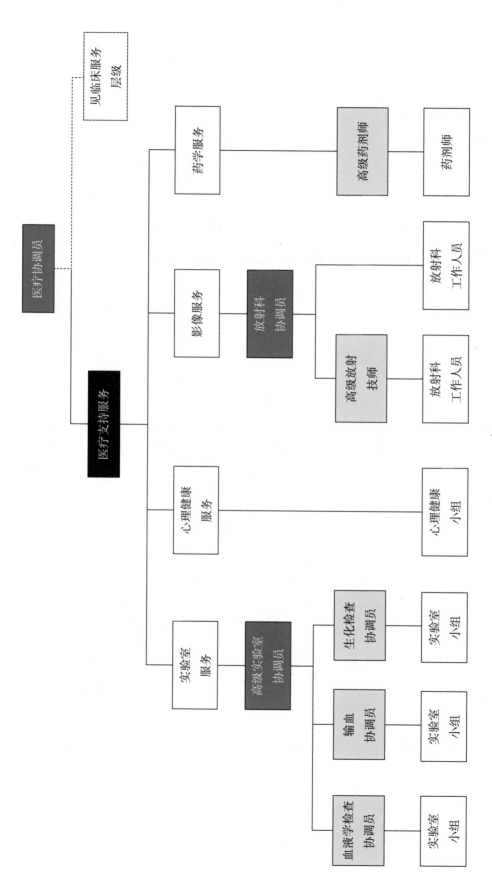

图8.1a 临床层级结构：医疗支持服务

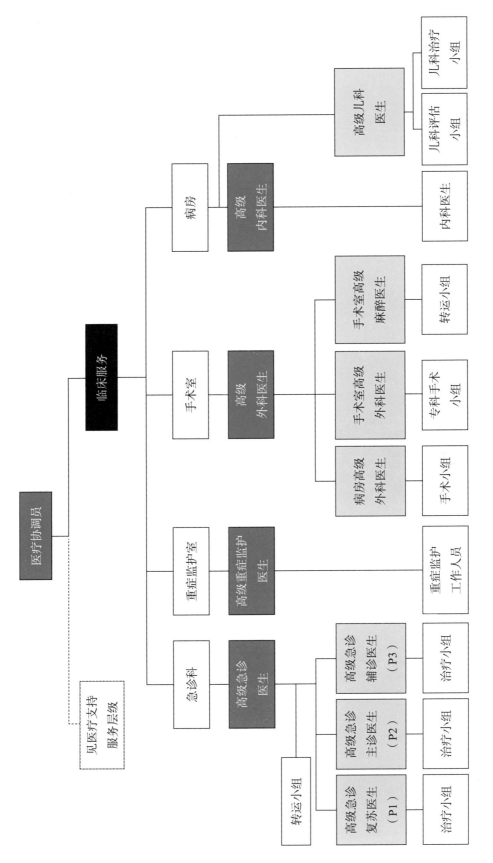

图8.1b 临床层级结构：临床服务

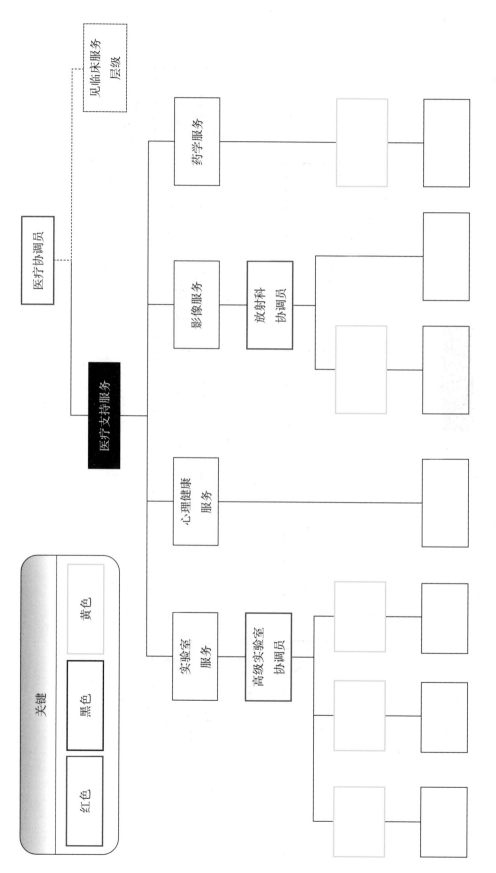

图8.2a 临床层级结构：医疗支持服务局部重点版

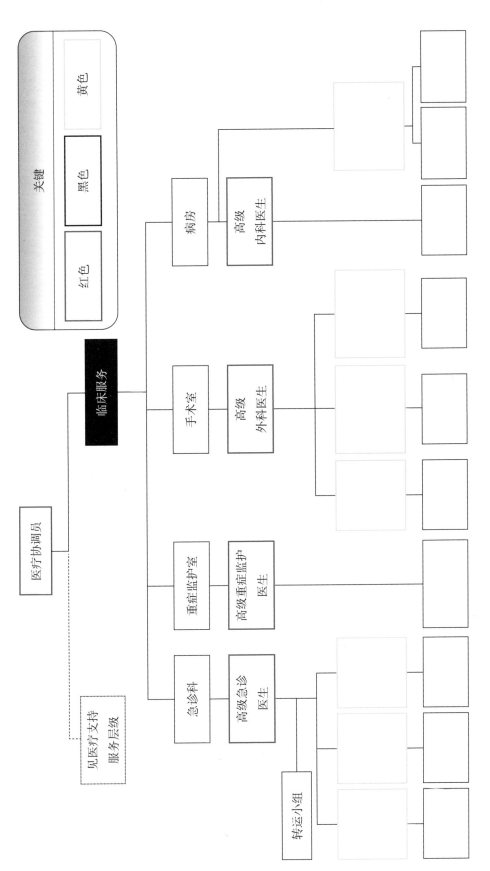

图8.2b 临床层级结构：临床服务局部重点版

8.2　必要的临床人员

所有重大事故响应计划中必须包含以下 7 类临床人员，响应计划也应建立一种机制，以便在响应行动的早期阶段发挥作用。这 7 类人员组成了医院重大事故响应计划的框架。当有更多的医护人员增援时，该框架可以逐渐延伸至其他岗位。

1. 医疗协调员
2. 高级实验室协调员
3. 放射科协调员
4. 高级急诊医生
5. 高级重症监护医生
6. 高级外科医生
7. 高级内科医生

医疗协调员

医疗协调员是全面控制医院响应工作的高级医生，是 HCT 的负责人，其不应直接参与患者的诊疗。这个关键职位应由了解重大事故响应计划的高级临床医生担任。

高级实验室协调员

高级实验室协调员负责准备和提供实验室服务。首要任务是确保提供血液检验和输血服务。如果事故发生在非工作时间，就需要调动其他工作人员。高级实验室协调员需要与医疗协调员和临床人员保持联络，以评估实验室支持服务的需求。

放射科协调员

放射科协调员负责准备和提供放射科服务。重大事故响应时，放射科服务的需求量非常大，包括普通成像、计算机断层扫描（computed tomography，CT）、经皮介入穿刺检查和磁共振（magnetic resonance，MR）扫描。放射科协调员必须确保有足够数量的工作人员为患者进行检查并出具报告，还应考虑出具报告所需的时间。放射科协调员需要与高级急诊医生和医疗协调员保持联络，以评估放射支持服务的初始需求和持续需求。这一职位通常由高级放射科医生担任。

高级急诊医生

高级急诊医生应该是在评估各种外科和内科疾病方面经验丰富的急诊医生。其首要任务是在伤员到达医院时对他们进行分流。一旦患者抵达医院，分诊工作可委托另一名有经验的医护人员或由急诊科高级别成员负责。高级急诊护士每天都在进行分诊工作，他们中的许多人也接受过重大事故分诊的专业培训（Mackway - Jones et al.，2016）。

确定分诊后，下一个优先事项就是治疗受伤最严重的患者。高级急诊医生、高级护士和协调员必须将所有工作人员分为由一名护士和一名医生组成的治疗小组。这些小组将对 1 级和 2 级患者进行初步治疗，高级急诊复苏医生和高级急诊主诊医生负责对这两级患者的诊疗进行管理和监督。

高级重症监护医生

高级重症监护医生负责对重症患者进行评估、管理和治疗。其应该是一名有重症患者管理经验的临床医生。在重大事故的早期阶段，这一职责通常由重症小组较初级的成员承担。其工作包括通过与高级急诊医生、高级外科医生和高级内科医生保持联络，明确事故导致的重症监护需求；负责制订重症监护的最佳方案，因为重症监护资源是有限的；快速评估医院内的设施并与邻近单位保持联络。此外，急诊科、手术室或重症监护室可能都需要重症监护技术。因此，高级重症监护医生与这些学科保持密切联系是至关重要的。

高级外科医生

高级外科医生负责监督事故的外科应对工作。该职位应该由一名高级外科医生来担任。在事故发生之初，其职责是指导急诊科患者的诊疗。然而，他们最重要的作用是确保患者经及时抢救后到达手术室，由适合的外科医生进行手术治疗。高级外科医生负责将外科医生、麻醉医生和手术室工作人员分成手术小组，这项工作由手术室高级护士和手术室高级麻醉医生共同负责。

高级内科医生

高级内科医生负责监督事故的内科医疗响应（即非外伤伤员的治疗）工作。目前已知很大一部分重大事故不造成外伤，而引发内科疾病（如中毒或挤压伤后肾功能衰竭）。该职位应该由最资深的内科医生来担任，最好是急诊内科医生或重症监护医生。他们负责确保院内医疗小组作出及时和适当的应对。

8.3 其他职能人员

随着事故的发展，可能逐渐需要其他职能人员。在规模较小的医院和重大事故响应的早期阶段，最重要的是首先填补红色岗位。而在某些医院可能难以填补以下列出的工作岗位。在这种情况下，以下工作岗位都由更高级别的人员负责，临床层次结构具体见图 8.1。

其他职能人员包括：

- 血液检查协调员
- 输血协调员

- 生化检查协调员
- 高级放射技师
- 高级药剂师
- 高级急诊复苏医生
- 高级急诊主诊医生
- 高级急诊辅诊医生
- 病房高级外科医生
- 手术室高级外科医生
- 手术室高级麻醉医生
- 高级儿科医生

血液检查协调员

血液检查协调员负责提供血液学检查服务。

输血协调员

输血协调员负责医院内输血服务工作。

生化检查协调员

生化检查协调员负责提供生物化学检查服务以及生物化学实验室的正常运行。

高级放射技师

高级放射技师将协助放射科协调员为所有临床科室提供影像学技术支持。

高级药剂师

高级药剂师需要为院内的临床科室提供药物补给服务。他们有时需要寻找某些特定的药物（如化学事故中的解毒剂）。

高级急诊复苏医生

高级急诊复苏医生负责抢救室的协调工作并为患者提供诊疗服务。他们将与高级急诊科护士密切合作，以确保为危重患者提供高质量的治疗。他们还将定期与高级重症监护医生、高级内科医生和高级外科医生沟通，并负责监督和支持抢救室的治疗小组。这一职位通常由急诊顾问医生担任。

高级急诊主诊医生

高级急诊主诊医生的职责是监督和协调急诊科内 2 级患者的诊疗活动。这一职位通常由急诊顾问医生担任。

高级急诊辅诊医生

高级急诊辅诊医生应在 3 级病区治疗轻伤人员。虽然他们的伤势可能不太严重，但使他们接受标准的诊疗也是十分重要的。高级急诊辅诊医生还负责监督 3 级患者的护理。这一职位通常由顾问或中级急诊医生担任。

病房高级外科医生

病房高级外科医生负责确保促进患者恢复，使其满足手术条件，并为恢复区和接收区患者的术后管理提供适当的资源。

手术室高级外科医生

手术室高级外科医生负责协调手术室的工作。这项工作需要与高级护士和高级麻醉师共同执行。手术室高级外科医生负责为需要手术的患者提供简单的护理，并且必须与高级外科医生保持密切联系。如果医护人员充足，手术室高级外科医生可能会得到病房高级外科医生的协助。

手术室高级麻醉医生

手术室高级麻醉医生需要与手术室高级护士和手术室高级外科医生密切合作，以确定手术室和急诊科麻醉服务的需求并提供支持。

高级儿科医生

在涉及儿童的事故中，高级儿科医生会协助高级急诊医生进行儿童伤情评估和急救，并将向医疗协调员提出关于儿童特殊诊疗服务的建议。

8.4 非管理临床人员

还有许多临床岗位对于重大事故的响应至关重要，他们应该有独立的行动卡。这些岗位基本上是非管理性的，主要关注诊疗服务提供情况。

其他专业的顾问医生 / 中级医生 / 初级医生

重大事故可能造成各种外伤和疾病。在日常实践中，可能需要专家建议和 / 或干预。重大事故响应规划者应始终牢记医院在专科服务范围方面存在差异。专家小组可能在重大事故的应对中发挥重要作用，或履行他们的专家职责，或作为普通值班医生分配到其他任务中（如成为急诊治疗小组的成员）。

手术小组

为高级外科医生和手术室高级护士配备手术小组和手术人员是一项高度优先的任务。在这项任务中，他们可能会得到其他外科人员的帮助，如手术室高级外科医生。

外科医生、麻醉医生和其他手术室工作人员应按照高级护士和外科医生的要求，组成技术互补的团队。这些团队在高级外科医生或手术室高级外科医生的指导下工作，为患者实施最佳的手术治疗方案。

专科手术小组

某些类型的事故可能需要专科医生的参与。例如，医院可能会要求神经外科、眼科、儿童外科或整形外科进行会诊。这些外科团队应在手术室高级外科医生和高级外科医生的指导下工作。

转运小组

重伤患者可能需要在医院之间和医院内不同区域之间进行转诊。无论是在医院内还是在医院之间都应以同样的标准进行转运。危重患者或外伤患者的转运应由接受过培训的工作人员执行。转运小组通常由一名麻醉医生、一名护士和一名搬运人员组成。

治疗小组

治疗优先级最高的是那些重伤或有严重疾病的患者。应将这些患者分诊到 1 级和 2 级病区，由各治疗小组进行诊疗。按照协调员的指示，每个小组由一名医生和一名护士组成。分配到 1 级和 2 级病区的治疗小组医护人员应具有管理危重患者或伤员的经验。具有处理轻症和轻伤经验的医生和护士则应被指派到 3 级病区，在急诊高级辅诊医生的监督下工作。

8.5　小结

- 一个成熟的临床层级结构对重大事故响应来说是必不可少的。
- 建立层级结构基于以下原则：保证正确的人员在正确的时间到达正确的地点，并做正确的工作。
- 与重大事故响应计划的其他方面一样，分诊优先于治疗。
- 建立临床层级结构旨在通过重大事故响应之初完成必要的工作来实现响应目标。

高级外科医生行动卡

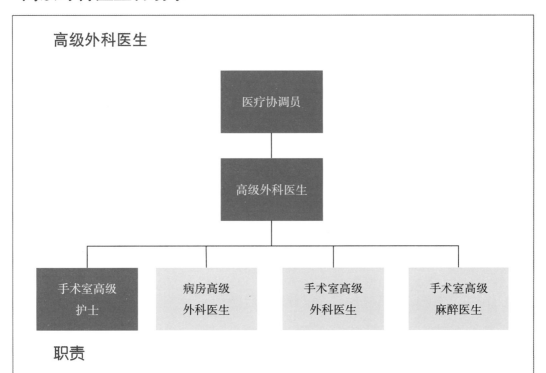

高级外科医生

```
              ┌─────────────┐
              │  医疗协调员  │
              └─────────────┘
                     │
              ┌─────────────┐
              │ 高级外科医生 │
              └─────────────┘
```

| 手术室高级护士 | 病房高级外科医生 | 手术室高级外科医生 | 手术室高级麻醉医生 |

职责

1. 控制外科响应过程。

2. 确定伤员治疗方案和手术的优先级。

3. 就伤员的外科优先事项与高级急诊医生进行沟通。

4. 为治疗小组提供管理建议。

5. 当人员充足时，应指定一名病房高级外科医生和一名手术室高级外科医生。如果人员稀缺，除了自己的职责，还要承担其他岗位的职责。

6. 与病房高级外科医生沟通，以调整伤员的手术优先级。

7. 与手术室高级外科医生沟通，了解手术室使用情况，并组建手术小组。

8. 就外科手术的麻醉服务供应事宜与手术室高级麻醉医生联系。

9. 根据要求与专科外科医生保持联系。

10. 向参与重大事故响应的高级外科人员汇报行动情况。

病房高级外科医生	手术室高级外科医生	专科手术小组/手术小组
1.完成患者术前/术后病房的准备工作	1.为重大事故伤员准备手术	1.挽救生命的手术
2.监督术前/术后患者的诊疗	2.协调组建业务小组	2.保肢手术
3.完成术前/术后病案书写工作	3.监督手术小组对手术室的使用情况	3.确定性手术
4.术前/术后均参与重大事故响应情况汇报	4.为非重大事故患者分配优先级	

立即行动

1. 在接到重大事故响应通知后，立即前往急诊科。

2. 与高级急诊医生沟通。

3. 承担高级外科医生的职责。

4. 联络高级急诊医生和高级内科医生。

5. 任命合适的高级外科医生担任病房高级外科医生和手术室高级外科医生，并确保其了解行动卡上的任务。

6. 进入抢救室，评估手术患者的优先次序。

7. 与高级医生一起监督治疗小组的诊疗过程。

8. 确定伤员转移和手术的优先顺序。

9. 如有必要，与医疗协调员联系，为巡回外科小组选择合适的人员。

10. 就优先事项和手术室使用情况与病房高级外科医生和手术室高级外科医生保持沟通。

11. 如有必要，与高级护士联系，建立术后过渡病房。

优先事项

1. 入院伤员的分诊。

2. 就伤员的治疗向治疗团队提出建议。

3. 与病房高级外科医生和手术室高级外科医生保持联系。

4. 组建 24 小时值班的协作小组，必要时采用轮值制度。

外科小组行动卡

手术小组

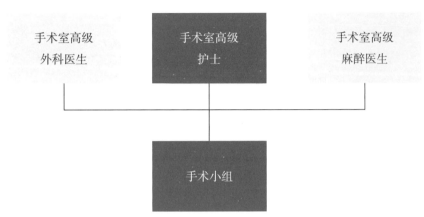

每个小组包括以下成员：
- 外科医生
- 麻醉医生
- 护士 / 手术室执业人员（operating department practition，ODP）

职责

1. 实施挽救生命的手术。
2. 完成高级外科医生及其顾问确认的最低安全标准手术。

立即行动

1. 在接到通知后，进入由高级外科医生指定的手术室。

2. 检查设备。

3. 与手术室高级护士联系，了解所需设备（有些设备可能无法提供）。

4. 按照手术室高级外科医生的要求进行操作。

5. 确保所有在手术中移除的异物或碎片都粘贴上重大事故标签，并保存起来以供法证检验之用。

6. 如预期的手术时间发生变化，应通知高级外科医生。

7. 得知手术结束时间时，立即通知高级外科医生。

优先事项

1. 挽救生命的手术。
2. 最低安全标准手术。

第九章
护理的层级结构

学习成果

读完本章后，你将能够：

· 描述重大事故响应中，在可伸缩层级结构中必须补充的护理岗位。

9.1 概述

护理人员是重大事故响应的关键成员。未能规划护理团队的职责将导致患者治疗失败。

所有护士都属于由高级护士领导的护理层级，高级护士同时也是HCT的成员（图9.1）。

与初级医生相比，护理人员在同一家医院工作的时间往往更长。因此他们有更多的机会熟悉重大事故响应计划。这对重大事故响应规划者来说是一个有利条件。护理人员管理只在事故发生时才存在的区域（如志愿者区域）是十分有益的。此外，护理人员更熟悉医院环境，非常适合诊疗区域的运行和准备工作。

护理人员通常也熟悉人事管理，因为许多高级护士在日常工作中就管理着一个临床科室。重大事故响应规划者应充分利用这一有利因素。

图9.2为该层级结构的局部重点版本，其中有空白框供读者填写。

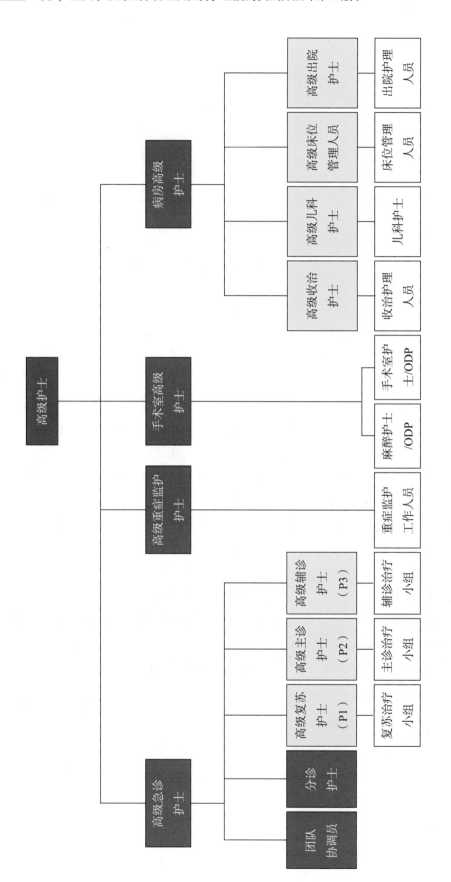

图9.1 护理层级结构（ODP）

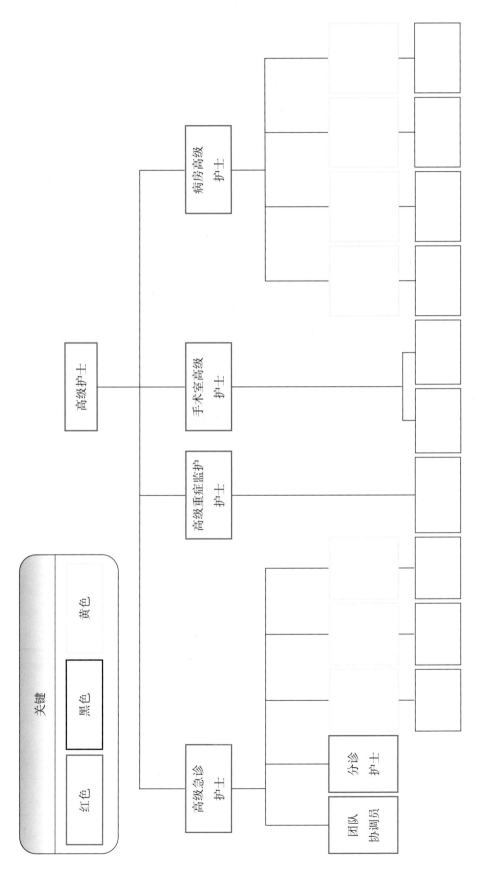

图9.2　护理层级结构局部重点版

关键

红色	黑色	黄色

高级护士

病房高级护士

手术室高级护士

高级重症监护护士

高级急诊护士

团队协调员

分诊护士

9.2　必要的护理人员

在护理层级结构中必须包含以下 7 类人员：

1. 高级护士
2. 高级急诊护士
3. 高级重症监护护士
4. 手术室高级护士
5. 病房高级护士
6. 团队协调员
7. 分诊护士

高级护士

高级护士是医院协调小组的成员，负责所有与重大事故响应有关的护理事务。这个职位应该由医院护理部门的一名高级成员担任，负责确保临床科室做好准备并配备充足的人员。高级护士也是医院诊疗服务的关键一环。

高级急诊护士

高级急诊护士负责急诊科的准备和运行工作。他们将与高级急诊医生密切合作，以确保分诊和治疗区有相应的准备和人员配备，并保护患者的安全。

高级重症监护护士

在重大事故期间，重症监护床位（HDU 和 ITU）的稀缺性以及患者危重的病情可能使治疗费用高昂。高级重症监护护士负责确保重症监护设备的充分利用。关于急危重症患者的一切决定将由他们与高级重症监护医生一起作出，其工作还可能涉及其他院内部门。

手术室高级护士

手术室高级护士应与手术室高级外科医生（或高级外科医生）紧密合作，分配护理人员进入手术小组和专科手术小组。他们负责与高级外科医生密切联系以确定患者的最佳手术时间。此外，他们还负责护理手术室内的患者。

病房高级护士

病房高级护士负责为伤员准备病房内设施，并与其他工作人员联系以确定病房及手术的需求量。日常床位管理工作使他们非常适合这个岗位。

团队协调员

在应对重大事故的接诊阶段，团队协调员协助高级急诊护士为工作人员分配具体工作。这一职位应由熟悉医院和院内设施的工作人员担任。

分诊护士

患者到达医院时，根据他们的优先级进行分诊是至关重要的。在日常实践中，由急诊科护理人员负责分诊。因此，高级急诊护士应接受相关培训，以备在重大事故发生时承担这一职责。分诊护士可以自行分诊，也可以在条件允许的情况下与高级急诊医生一起进行分诊。

9.3　其他护理人员

随着事故的发展，可能需要其他专业护理人员。在规模较小的医院和重大事故的早期阶段，必须首先填补红色岗位。而在某些医院，可能无法填补以下列出的工作岗位。在这种情况下，以下职责都由更高级的人员承担。

- 高级复苏护士（P1）
- 高级主诊护士（P2）
- 高级辅诊护士（P3）
- 高级收治护士
- 高级儿科护士
- 高级床位管理人员
- 高级出院护士

高级复苏护士

高级复苏护士负责协调 1 级患者的护理。他们将与高级急诊复苏医生、高级外科医生和高级内科医生密切合作。

高级主诊护士

高级主诊护士负责 2 级患者的护理工作。他们将与高级急诊主诊医生密切合作。

高级辅诊护士

高级辅诊护士与高级急诊辅诊医生合作，确保 3 级患者得到护理。

高级收治护士

高级收治护士负责确保在指定的病房做好接收和治疗重大事故伤员的准备。

高级儿科护士

许多重大事故都涉及儿童。高级儿科护士应是具有儿童治疗经验的高级护士。高级儿科护士和高级儿科医生负责为接诊儿童做好充分准备。在有大量儿童伤亡的事故中，高级儿科护士还要帮助对儿科临床诊疗不熟悉的医护人员。

高级床位管理人员

高级床位管理人员负责评估医院的接诊能力，并将患者分配到合适的科室。他们负责加快床位周转，并在重大事故响应期间管理或取消择期入院。高级床位管理人员是重建医院日常工作流程的关键。

高级出院护士

高级出院护士负责管理出院区以及家属和出院患者的信息。他们必须准确地传达信息，这在管理失去亲人的家属时显得尤为重要。高级出院护士有责任对出院患者进行随访。如果条件允许，社区护士也应参与该工作，以便在出院后提供护理服务。

9.4 小结

- 一个成熟的护理层级结构对重大事故响应来说是必不可少的。
- 建立层级结构基于以下原则：保证正确的人员在正确的时间到达正确的地点，并做正确的工作。
- 与重大事故计划的所有其他方面一样，分诊优先于治疗。
- 建立护理层级结构旨在通过重大事故响应之初完成必要的工作来实现响应目标。

高级护士行动卡

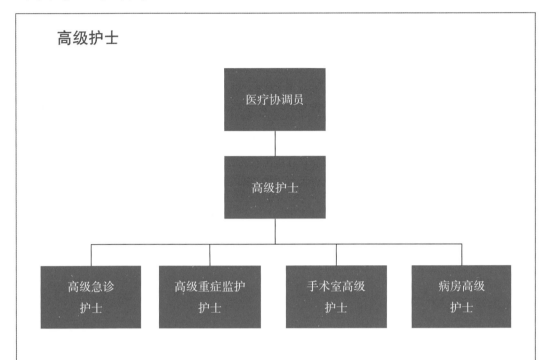

高级护士

医疗协调员

高级护士

高级急诊护士　高级重症监护护士　手术室高级护士　病房高级护士

职责

1. 全面控制诊疗区域的准备工作。

2. 全面掌控护理供应。

3. 重点关注事先规定的护理人员配置。

4. 向参与重大事故响应的高级护理人员汇报情况。

立即行动

1. 就已经采取的行动与值班的小组协调员保持联系。

2. 就接诊区的现状与高级急诊护士联系。

3. 确保补充以下岗位人员：

手术室高级护士

高级重症监护护士

病房高级护士

高级出院护士

如果没有合适的人员承担以上职责，请根据下表完成工作，直至相应人员前来增援。

高级重症监护护士	手术室高级护士	病房高级护士
1.与高级重症监护医生一起评估重症监护室的诊疗能力 2.完成重症监护室的准备工作 3.配合重症监护室患者的治疗 4.安排重症监护室24小时值班人员	1.与手术室高级外科医生一起评估手术室诊疗能力 2.完成手术室的准备工作 3.配合手术小组的协调工作 4.安排手术室24小时值班人员	1.评估当前床位状态 2.完成病房的准备工作 3.确定适合出院的患者 4.安排病房24小时值班人员
高级急诊护士	高级出院护士	团队协调员
1.完成急诊科的准备工作 2.配合急诊科护理的协调工作 3.安排急诊科24小时值班人员	1.完成出院区的准备工作 2.保证住院患者安全出院 3.保证事故患者安全出院	1.协助高级急诊护士将人员分成小组 2. 在接诊阶段安排急诊人员前往急救室工作

4. 就目前的护理人员配备水平与医疗协调员保持沟通。

5. 通过电话评估重点临床科室以下内容的准备情况：

术前

重症监护

术后

入院

确定其他无菌和非无菌用品以及洗衣的即时要求。

6. 继续与以下重点人员保持联系：

高级急诊医生	高级管理人员	手术室高级护士
高级收治护士	高级儿科护士	高级出院护士
高级重症监护护士	高级急诊护士	

确保有足够的护理人员，并进行工作监督。向重点人员提供必要的人员配备并确认大致的应对时间。须尽快建立具有足够人员配备水平的轮班制度，以便员工得到最大限度的休息。

7. 要考虑派遣精神科护理人员到重点科室的必要性，以便工作人员需要时能够向精神科小组护士求助。

8. 向医疗协调员报告科室在维持服务方面遇到的困难。

9. 必要时建立收治病房，使之成为术后过渡病房。确保本病房的员工充分了解他们的职责，并向该区域的高级护士发放相应的行动卡。

优先事项

1. 对临床重点科室的准备和高级护士配置进行控制。

2. 高级护理人员的分配。

3. 控制整个医院护理服务的维护工作。

4. 控制在岗护士的数量，以保障重点科室的 24 小时护理服务。

高级重症监护护士行动卡

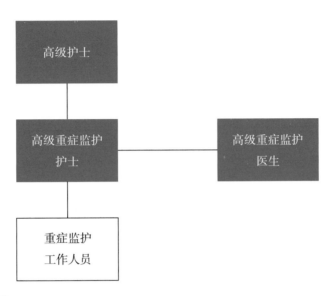

立即行动

1. 在得知重大事故发生后，通知重症监护室的所有工作人员。

2. 指派一名护士（或非当值的医生和技术人员）负责重症监护室人员的召集。

3. 承担重症监护室高级护士的职责，直到有更高级别的护士接替。

4. 评估当前重症监护室人员配备和病床使用状况。

ITU护士
1. 负责为重大事故伤员准备重症监护室
2. 负责危重患者及伤员的治疗

优先事项

1. 就预计的重症监护室床位情况与高级重症医生保持联系。

2. 就当前患者转移的可行性与高级重症医生沟通。

3. 为重大事故伤员准备尽可能多的床位。

4. 控制重症监护室的护理工作，包括与高级护士沟通，保证必要的人员配备水平和技术支持，安排 24 小时轮班。

5. 一旦得知重症监护室有空余床位，立即通过电话向高级护士报告。

6. 检查重症监护室物资存储情况。

7. 每小时向医疗协调员进行伤亡报告。

8. 向所有参与重大事故响应的重症监护室护理人员汇报行动情况。

第十章
管理的层级结构

学习成果

读完本章后，你将能够：

- 描述在重大事故响应期间，可伸缩层级结构中必须填补的必要管理岗位。

10.1 介绍

为了成功应对重大事故，医院支持服务规划所投入的努力同样至关重要。如果没有实验室、餐饮、运输等服务的支持，重大事故的响应行动将无法实现为患者提供高质量护理的目标。

所有管理人员都属于由高级管理人员领导的管理层级，高级管理人员是 HCT 的成员。医院的支持服务也属于管理层级，其与护理和临床层级结构一样是可伸缩的层级结构，可以适应不同类型的医院和情况。

管理层级结构主要由三部分构成：临床业务支持（图 10.1a）、管理支持（图 10.1b）和基础设施支持（图 10.1c）。图 10.2 为该层级结构的局部重点版本，其中有空白框供读者填写。

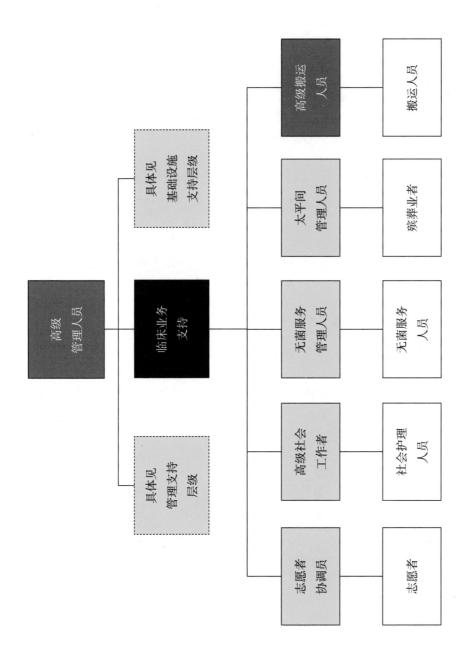

图10.1a　管理层级结构：临床业务支持

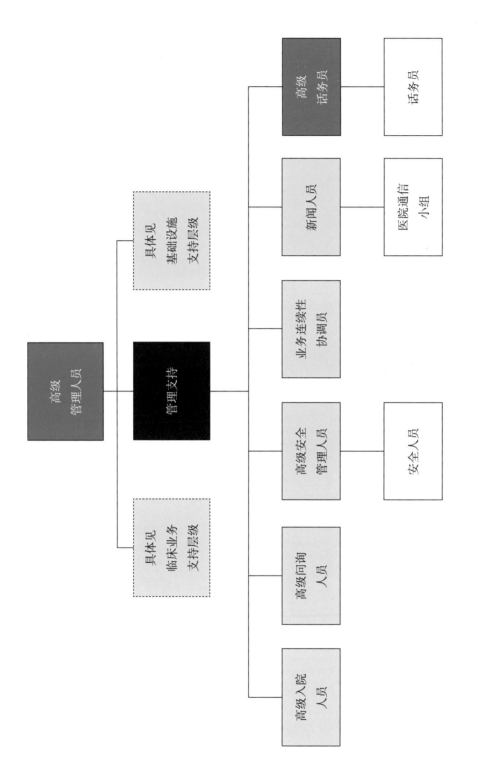

图10.1b　管理层级结构：管理支持

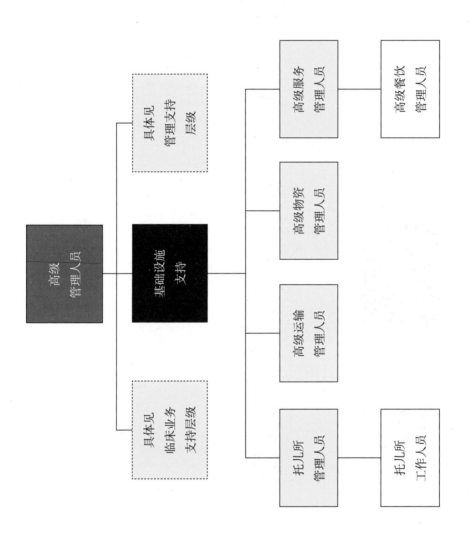

图10.1c 管理层级结构：基础设施支持

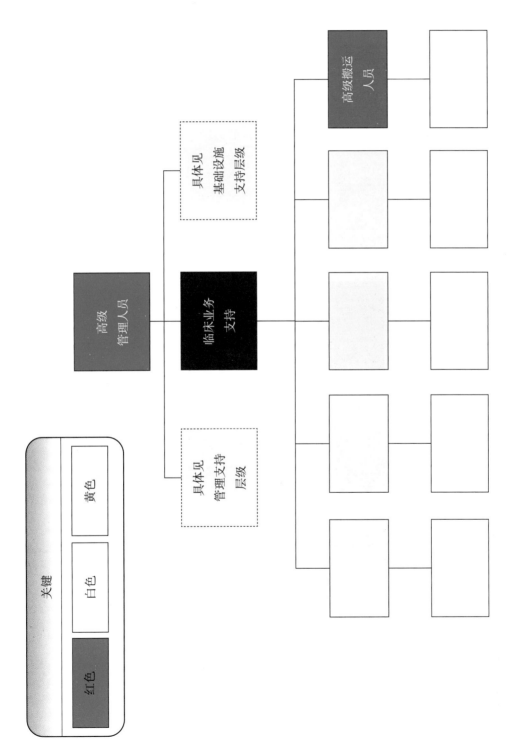

图10.2a 管理层级结构：临床业务支持局部重点版

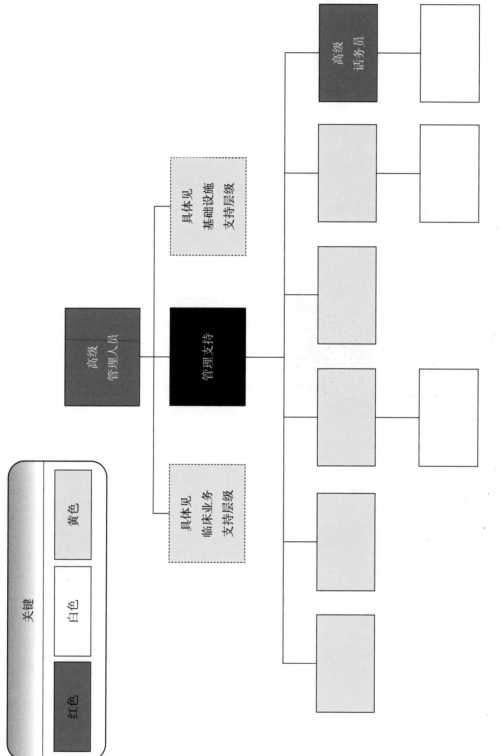

图10.2b 管理层级结构：管理支持局部重点版

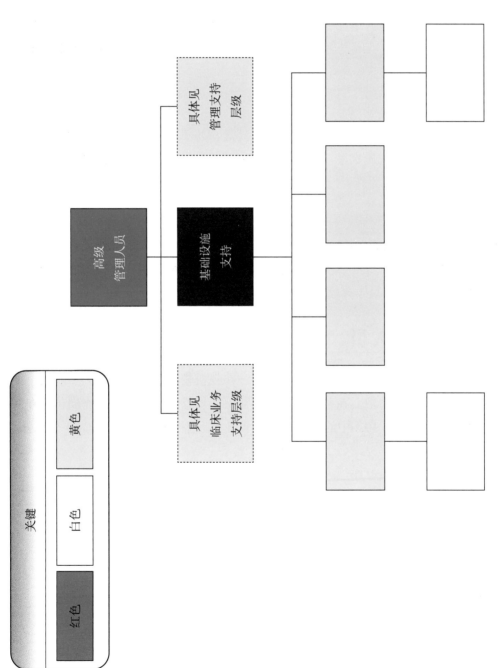

图10.2c 管理层级结构：基础设施支持局部重点版

10.2　必要的管理人员

在管理层级结构中有以下 3 类必要的管理人员。

1. 高级管理人员

2. 高级搬运人员

3. 高级话务员

高级管理人员

高级管理人员负责重大事故支持服务的响应工作，内容包括临床业务支持、管理支持和基础设施支持。他们既是管理团队的高级成员，也是 HCT 的成员，是临床和护理层级管理事务的关键环节。

高级搬运人员

发生重大事故时，搬运工作特别紧张，尤其是在非工作时间发生的事故。高级搬运人员负责确定转运的优先次序。在重大事故响应的最初阶段，可能需要搬运人员在现场协助安保和交通管制工作。

高级话务员

重大事故响应时常出现沟通失误。因此，医院话务员在重大事故调动资源方面起着至关重要的作用。在重大事故响应期间，医院会接到大量呼叫，总机可能很快疲于应对。在此情况下，高级话务员必须确保沟通顺畅。

10.3　其他管理人员

随着事故的发展，可能需要更多人员参与。在规模较小的医院和重大事故的早期阶段，首先应填补红色岗位。在某些医院，可能无法填补以下列出的工作岗位。在此情况下，以下职责都由图 10.1 中的更高级人员承担。管理层级结构被划分为 3 个部分：

1. 临床业务支持

• 志愿者协调员

• 高级社会工作者

• 消毒服务管理人员

• 太平间管理人员

2. 管理支持

• 高级入院管理人员

• 高级问询人员

• 高级安全管理人员

- 业务连续性协调员
- 新闻发言人

3. 基础设施支持

- 托儿所管理人员
- 高级运输管理人员
- 高级物资管理人员
- 后勤服务管理人员

临床业务支持

志愿者协调员

志愿者通常具有不同的技能或背景。尽管响应计划多依靠"内部"工作人员实施，但在重大事故的应对中还是需要一些志愿者。志愿者协调员是护理或管理人员中的高级成员，能评估志愿者协助医院工作能力。部分志愿者可能来自献血者和其他医院的高级外科医生，因此志愿者协调员必须意识到虽然在响应过程中需要大量人员支持，但也要权衡是否使用陌生的志愿者。大量志愿者支援的复杂性也证明在重大事故响应计划中需要设置志愿者协调员。

高级社会工作者

高级社会工作者首先要帮助出院区内的家属和患者。他们将会协调其他机构（如住宿、托儿所）的支持工作。最后，他们可以参与咨询服务。

无菌服务管理人员

无菌服务管理人员应与高级物资管理人员合作，确保所有相关临床科室（如急诊科、病房、手术室）都能使用无菌设备。该职位应由具有无菌服务部门工作经验的人员担任。

太平间管理人员

太平间管理人员负责确认太平间的可用性。他们将与病理医生合作，以确保临床和法医材料得到标记和保护。在没有大规模伤亡的事故中，他们负责管理遗体存放区。

管理支持

高级入院管理人员

高级入院管理人员负责收集、整理和传递患者信息，并监督医院信息中心的运行，特别是对每小时伤亡报告的数据进行整理。

高级问询人员

在发生重大事故时，医院会收到大量问询。这些问询来自患者亲属、公众和媒体。医院应适时发布事故信息，而高级问询人员负责协调回应，并在合适的场合发布相关信息。

高级安全管理人员

高级安全管理人员的首要工作是防止无关人员进入病区和医院的其他区域。其次，院内交通和停车管理也是他们的一项主要工作。高级安全管理人员负责全院的安全工作，这方面有时会得到警方的协助。

业务连续性协调员

业务连续性协调员负责向高级管理人员和医院协调小组提供业务恢复的前瞻性评估和规划。

新闻发言人

新闻发言人负责处理新闻报道，包括接收和向媒体发布有关该事故的信息。他们还需协助管理人员和临床医生接受媒体采访。新闻人员最好来自医院的通信部门，并接受过媒体管理的专业培训。

基础设施支持

托儿所管理人员

托育服务在重大事故中经常被忽略，但对医护人员和家属来说非常重要。有孩子的医护人员可能无法到医院支援，除非为其提供托育服务。该服务只能在医院有合适场所的情况下提供，并由有相关经验的工作人员进行管理。

高级运输管理人员

高级运输管理人员负责在响应过程中协调运输工作，包括投递、采用和收集物资。

高级物资管理人员

目前，许多医院和临床物资供应商都在"精准供应"的基础上运作。换句话说，医院不可能立即提供治疗大量伤员所需的所有外科治疗设备。医院内部可能有部分库存，但额外的物资需要回收或从其他来源（其他医院或供应商处）获得。高级物资管理人员的任务是确保提供尽可能大量的医用物资，并将资源分配到治疗小组中。高级物资管理人员必须与手术室高级护士和高级急诊护士密切联系，以分配优先次序。

后勤服务管理人员

为员工和患者提供食物、饮品、床单和清洁的环境的重要性是不可低估的。后勤服务管理人员负责确保以上物资在事故响应期间的持续供应。

10.4 小结

- 成熟的管理层级对于重大事故的响应至关重要。
- 层级结构分为临床业务支持、管理支持和基础设施支持。
- 层级结构基于以下原则：保证正确的人员在正确的时间到达正确的地点，做正确的工作。
- 管理层级是为了实现在响应之初完成必要的工作而设计的。

高级管理人员行动卡

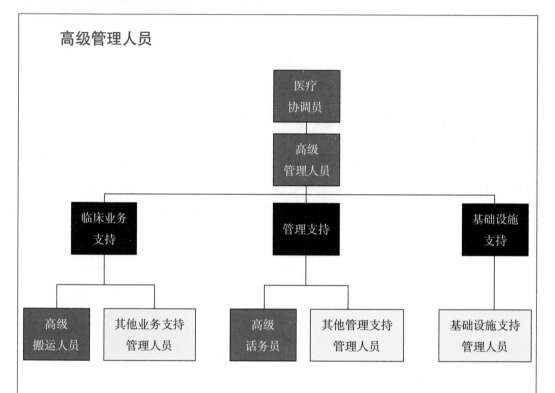

职责

1. 协调提供非诊疗支持服务。
2. 行政服务控制。
3. 负责支持服务和重要行政任命的人员配置。
4. 向参与重大事故响应的高级管理人员汇报业务情况。

高级搬运人员	高级话务员	非诊疗支持服务	
1.提供搬运服务 2.确认搬运服务的优先级	1.发起医护召集 2.启用重大事故电话 3.提醒其他话务员	确保指导以下人员：	
		• 志愿者协调员	• 业务连续性管理人员
		• 高级社会工作者	• 新闻发言人
		• 无菌服务管理人员	• 托儿所管理人员
		• 太平间管理人员	• 高级运输管理人员
		• 高级入院管理人员	• 高级物资管理人员
		• 高级问询人员	• 后勤服务管理人员
		• 高级安全管理人员	

立即行动

1. 就已经采取的行动与在场的高级管理人员保持联系。

2. 确保填补以下岗位：

   高级入院管理人员　　　　高级物资管理人员

   高级安全管理人员　　　　后勤服务管理人员

   托儿所管理人员

   如果在重要人员到达之前没有根据需要任命合适的高级员工，要确保现场人员了解相关章节中所示的任务。

3. 就目前的工作人员配备与医疗协调员和高级护士保持联系。如有需要，安排联络当地媒体机构，并要求他们传送以下信息：

   当前发生了一件重大事故，请某医院工作人员直接与重大事故报告区负责人联系，请不要给医院打电话。

   如果已有足够的工作人员，要求他们广播以下信息：

   某医院不需要更多工作人员前来处理重大事故。工作人员如不当值，请勿前往医院。

   主要联系电话：

信息来源	电话号码

4. 当高级管理人员到达时，根据需要指派以下人员：

   新闻发言人

   高级问询人员

   确保他们了解自己的任务。

5. 就最新的新闻稿与医疗协调员保持联系。

6. 必要时安排翻译人员。

7. 与以下关键人员保持密切联系：

   高级入院管理人员

   高级安全管理人员

   高级物资管理人员

   后勤服务管理人员

8. 确保人员配备充足，并进行监督。向重点人员提供必要的人员支持，并明确可能的响应持续时间。尽快建立轮班制度，以便员工能够得到最大限度的休息。

9. 向医疗协调员报告在维持服务方面遇到的困难。

10. 接受新闻发布管理人员的报告，并确保在不违反医疗保密制度的情况下尽可能多地发布信息。

11. 如果有重要人物来访，应与医疗协调员联系，在不妨碍医疗响应的情况下预约访问时间，并与高级安全管理人员保持联系。

优先事项

1. 控制非临床支持区域和服务。

2. 管理非临床支持区域和服务的人员配置。

3. 控制行政服务。

4. 控制本机构与媒体的沟通。

5. 协调重要人物来访事宜。

新闻发布管理人员行动卡

新闻人员

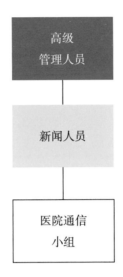

职责

1. 与媒体联络。

2. 撰写新闻稿并定期安排新闻发布会。

3. 就安全保障工作与安保部门联络。

立即行动

1. 就新闻初稿内容与医疗协调员和高级管理人员联系。

2. 前往新闻发布会现场。

3. 与在场的记者保持沟通。

4. 与高级安全管理人员保持沟通，保障媒体的安全。

5. 就新闻发布会情况与医疗协调员和高级管理人员保持沟通。

6. 确保记者通过新闻发布管理人员提出采访和拍照的要求。就这些要求与医疗协调员和高级管理人员保持沟通。

7. 与餐饮部管理人员联系，为记者团提供茶点。

8. 考虑是否向媒体提供诊疗照片。

9. 继续向媒体通报事态发展，注意不能违反医疗保密制度。

优先事项

1. 布置新闻发布会场。

2. 安全保障。

3. 与媒体沟通。

第四部分
支　持

第十一章
宣布重大事故并启动计划

学习成果

读完本章后，你将能够：

- 总结两个级别的重大事故警报，以及如何传递这些消息。
- 描述如何启动重大事故响应，以及如何实现通信级联系统。
- 定义员工报告区域的特征和识别员工的方法。
- 描述如何在重大事故响应计划中使用行动卡。

11.1 宣布重大事故

　　所有医院都必须事先制订重大事故响应计划。该计划的目的是调动更多的人员和资源，以应对日益增加的临床工作量。但即使是最佳计划，也需要一些时间来调动这些资源。现实是在伤员抵达医院之前，准备工作的完成率很低。因此，在重大事故发生早期，有效地启动计划十分重要。

　　重大事故的消息通常由急救部门宣布。该消息应该是明确的信息，并使用特定的语言形式。消息从事故现场传送到救护车控制室，然后再传达至医院。急救人员一般通过总机与医院进行沟通，但也可能直接与急诊科沟通。重大事故警报分为两级，即"待命"和"宣布启动计划"（方框11.1）。

方框11.1　标准化的重大事故信息	
重大事故：待命	通知医院可能发生了重大事故，需要一定数量的医护人员支援
重大事故：取消	用于取消待命
重大事故宣布：启动计划	事故已经发生，必须立即启动重大事故响应计划

```
重点：重大事故信息




```

除急救部门外，医院也可以宣布重大事故，例如当大量患者突然涌入急诊科时。医院的重大事故不能由消防部门或警方来宣布。

重大事故：待命

在发生重大事故时，急救部门会使用"重大事故：待命"信息。这通常由现场或其他紧急服务机构发出警告，表明已经发生了可能造成重大事故的事件（如炸弹警报）。就医院而言，只有少数人会得到信息，因此几乎不可能立即应对。

如果医院收到了待命信息，则应将该呼叫中提供的信息转发给以下重点人员：

- 值班高级急诊护士
- 值班高级急诊医生
- 值班管理人员
- 值班高级护士

一般来说，响应是低调的，需要高级工作人员评估医院的准备状态。这是启动事故计划所必需的行动。因此，高级急诊护士将通知所有当值的工作人员，并对部门目前的工作量和能力进行评估。

重大事故：取消

此消息将撤销之前的"重大事故：待命"。取消时，应通知首次被告知待命的相关人员。

重大事故宣布：启动计划

如果收到此消息，则应全面启动计划。通过使用专线，可以减少恶作剧电话的可能性。既使有顾虑及疑问，也不应延误计划的启动。就启动重大事故响应计划而言，其回应只有是或否，没有部分启动之说。由于分级应对所需要的信息很少是准确的，因此在事故发生时对启动程序进行修改是复杂且不必要的，而且很少能成功。响应计划将引发一系列改变，使医院能够接收大量伤亡人员。因此，计划必须包含以下几点：

- 设定用于诊疗和管理的区域。
- 召集适当数量的工作人员。
- 保持内部和外部的沟通。
- 为医疗、护理和管理人员提供指挥和控制机制。

在计划的最初阶段，只有那些在岗的工作人员能为初期的诊疗做准备，并应对第一批涌入的患者。但在正常工作时间之外，这将特别困难。像这种可预见的挑战，应在重大事故响应计划中有所反映。

11.2　启动计划

描述如何动员重大事故响应是每个重大事故响应计划的重要组成部分，应予以明确。启动的方法必须在任何时间都可以实现。医院的总机在这方面起着至关重要的作用。

召集人员

当收到"重大事故宣布：启动计划"的信息时，医院总机应联系重点人员。这通常是重大事故应对的第一步。

宣布发生重大事故后需要通知许多人。给参与响应计划的每个人打电话是非常耗时的，即使是一个简短的电话都可能需要 1 分钟，而需要联系可能超过百人。出于这个原因，通常需要一个通信级联系统。由总机通知重点人员，然后由他们负责联系该专业的其他人员。例如，总机可以与待命的外科顾问医生联系，然后由该外科顾问医生在到达医院之前与其他外科顾问医生联系。这些顾问医生再联系团队的其他成员，以此类推。

这样，总机只需联系重点人员即可。在呼叫中提供的信息数量可能非常简短，包括：

- 事故地点
- 事故类型
- 事故时间
- 预计伤亡人数

这些信息可能由急救部门在最初的启动信息中说明，这一阶段暂时不需要进一步的资料。

为了使通信级联系统有效地工作，必须将准确的人员名单及其联系方式分发给名单上的人。由于无法预测员工的待命时间，因此所有人都需要获得自己团队的联系方式，同时在医院中保存该名单。在医疗小组中，第一个被通知的通常是住院医生。护理团队通常会保留部门（如病房、手术室、急诊科）内工作人员的联系方式。行政和支持服务人员可能不会 24 小时在岗，因此级联系统必须明确覆盖相关人员。

最近的重大事故经验表明，使用 WhatsApp©、Slack© 或 Yammer© 等群组消息技术来启动、协调重大事故响应是有效的。许多临床和非临床小组已经在日常实践中使用该技术进行交流。规划者应该意识到在他们的团队中存在这样的群组，并且应该告知其他规划者，与他们一起计划如何在重大事故中有效地使用这些群组。这项工作必须做到未雨绸缪。群发信息可能为呼叫和协调工作人员提供部分解决方案，但仍然需要准确的人员名单并定期进行人员更新，以保持沟通顺畅。在许多组织中，手机群发信息很可能会取代通信级联系统。

召集工作人员的顺序应在事故发生前做好计划，并应明确指出需要他们的专业技术的紧急程度。例如，在呼叫高级急诊医生之前呼叫值班运输管理人员是没有任何意义的。召集人员列表如图 11.1 所示。

在通话阶段，接线员不得同时接听其他来电。定期维护和更新部门的人员列表至关重要。

级联系统要点：

1. 发生重大事故时需要联系许多工作人员，总机接线员不能承担所有联系任务。
2. 可以通过电话联系工作人员。
3. 级联系统必须仔细设置，并定期更新。
4. 主要的医疗、护理和行政人员可以使用群消息进行联系。

其他联系工作人员的方法

与员工联系的其他方法包括寻呼机、移动电话或无线徽章（如 Vocera）。可以使用预留的信息联系工作人员。

那些不在现场的员工可能无法接收手机或群信息。因此，电话系统不能被完全抛弃。

一些医院有广播系统，可以用来提醒所有在场的医护人员，尽管该系统也存在打扰患者的问题。

在一些国家，医院会为一线护理人员和医生提供住宿。因此，应做好通知这些区域工作人员的安排。

项目	待命	启动
请详细说明以下人员情况		
值班高级急诊护士		
值班高级医院护士		
值班高级急诊医生		
值班高级护士		
值班管理人员		
通过拨打电话继续呼叫		
值班外科顾问医生		
医疗主任		
值班重症监护顾问医生		
高级搬运人员		
值班血液科医生		
值班放射科技师		
值班安全管控人员		
值班麻醉顾问医生		
值班内科顾问医生		
值班骨科顾问医生		
值班放射科顾问医生		
其他接线员		
值班药剂师		
值班病理学顾问医生		
物资管理人员		
志愿者协调员		
值班精神科顾问医生		

图11.1　医院召集人员列表示例

媒体的使用

有时有必要利用媒体通过广播或电视通知医护人员或志愿者。这样的决定将由 HCT 作出，并由高级管理人员组织。应在重大事故响应计划中规定所要发布的信息形式。这些信息应解决员工过多或过少的问题，并应避免医院总机过载：

发生了重大事故。某医院的工作人员请直接向重大事故报告区负责人报告，请不要给医院打电话。

某医院不需要更多工作人员前来处理重大事故。工作人员如不当值，可否留在家中？请不要给医院打电话。

员工报告

对于许多护理和行政人员来说，他们很清楚自己应前往什么地点（例如，高级餐饮管理人员将前往餐饮区）。但是，对于许多医护人员以及那些不知道行动卡内容的医护人员来说，就需要单点报告。这将涉及分配职责（以及相关的行动卡），并记录对重大事故作出应对的人员。

员工报告区应靠近急诊科，但不应在急诊科内，以避免造成混乱而干扰急诊科的工作。

相反，如果报告地点离急诊科很远，将不利于管理那些不知道向何处报告的人员——这些人员通常会默认向急诊科报告。

员工报告区的特征

1. 位于急诊科附近。
2. 位于重大事故响应物资存储地附近。
3. 有备用的员工行动卡。
4. 有电话接入。
5. 有明确标识。
6. 存有重大事故响应区域地图。
7. 包含办公场所。

员工的身份识别

在重大事故响应中，员工的身份识别是至关重要的。面对混乱的局面，识别每个区域的重点人员的能力对于协助指挥、控制和沟通万分紧要。可以通过识别服装、腰带、帽子、标签或其他识别物来实现（表 11.1）。识别医院协调小组、高级临床工作人员（如高级急诊护士）和急诊科工作人员（他们很熟悉接诊区域）尤为重要。发放识别服装是最简便的方法，同时可以记录已填补的岗位。

表11.1　工作人员识别方法示例

小组	示例	识别方法
高级人员	医疗协调员	标有绿/白格子标志（写明职务）的黄色无袖外罩
临床重点人员	高级内科医生	标有职务的黄色无袖外罩
急诊科人员	急诊护士	标有"医生"或"护士"的橙色无袖外罩
临床团队	初级外科医生	标有职务的绿色无袖外罩
其他人员	设施管理人员	医院徽章
志愿者	当地医生	重大事故志愿者徽章

不同的外罩是识别临床工作人员的最佳方法，因为它醒目、不妨碍行动，并有可以容纳相关行动卡的口袋。外罩也可以用颜色、编码来标记特定的群体。行政和其他非临床工作人员应该佩戴医院徽章。

应确保只有真正的工作人员参与事故的响应，这有利于保障伤员的安全和隐私。

大多数医院都会向员工发放身份证明，只有在获得许可的情况下才允许持有身份证明的人进入医院。

行动卡

大多数员工都不了解重大事故响应计划，很少有人能够在没有提示的情况下熟知自己的职责。显然，在重大事故响应计划施行的同时，要求员工阅读该计划是不切实际的，因此需要某种形式的辅助——行动卡。行动卡示例详见第八至第十章的末尾。

行动卡能提示个人的职责是什么，并大概描述他们应该如何实现。

所有可能参与事故响应的员工都需要行动卡，包括医院的支持服务者（如餐饮服务者），仅为临床工作人员提供行动卡是不够的。

理想情况下，员工应该熟知行动卡上的内容，但在实践中还是会有所忽略。因此，备用行动卡应放在员工报告区（最好放在相应的衣服口袋里）和 / 或放在工作场所。

要求工作人员熟悉行动卡的内容是困难的，特别是对于经常更换工作内容的初级医护人员。大多数医院都有新员工入职培训，入职培训时就应该涉及重大事故响应计划。针对行动卡可用性问题的另一种解决方案是在个人的医院标识牌背面粘贴一个小的行动卡，或者在访问医院电脑时将其显示在个人登录屏幕上。

11.3　小结

- 健全的预警程序是确保重大事故响应良好运行的必要条件。
- 重大事故响应规划者必须确保预警机制有效并定期更新，以确保计划及时启动。
- 到达后，所有员工必须先向固定的报告区报告，在那里他们应得到行动卡，详细说明他们在重大事故期间的职责。
- 该计划的所有副本应在显著位置显示以下建议：

如果重大事故响应程序已经启动，而且你以前没有阅读过响应计划，现在请找到你的行动卡，按照上面的内容去做。

第十二章
接诊阶段

学习成果

读完本章后，你将能够：

- 描述医院在接诊阶段的准备工作。
- 列出医院准备期间医疗、护理和管理人员的职责。
- 描述接诊阶段各种临床和非临床支持服务的职责。
- 描述接诊阶段管理和其他服务的职责。

12.1　介绍

接诊阶段是患者到达医院并接受初步分诊、评估和紧急治疗的阶段。在小型事故中，该阶段可能持续几个小时，在灾难性事故中将持续几天。许多患者如果直接从急诊科出院，可能会在事故的接诊阶段就接受全部诊疗。

12.2　医院准备

首先，要准备好最先使用的接诊区。为了给伤员腾出空间，医护人员应确保计划启动时科室内的非事故患者能得到迅速、安全的处理和转移。

其次，应评估急诊患者的分诊优先次序，决定哪些患者可以迅速接受治疗或出院接受替代治疗，具体方案如下。

轻症病例：建议其去看全科医生或指定门诊预约时间。

严重病例：入院时只需要一些基本的资料。

急诊科应先行准备，以保证分诊和危重患者的治疗。科室应根据患者的分类分为不同的区域。大多数急诊科需要扩大到邻近区域，以应对大量患者。通常的做法是将轻症（3级）患者转移到相邻区域，以便让科室接收1级和2级患者。区域变动可参考图12.1。

除了急诊科外，医院其他部门的工作人员也应获得提醒，并做好准备（表 12.1）。在事故发生早期，可能需要重症监护室和手术室对他们目前的工作量和能力进行评估。如有可能应考虑开放资源（如封闭式重症监护室）。同时评估医院内可用的床位数量，包括目前配备医护人员的床位数量以及如果有更多医护人员支援时可以开放的床位数量。病房的医护人员应评估当前的工作量，并确定是否有可以立即出院或转到工作强度较低科室的患者。上述这些信息必须反馈给 HCT。

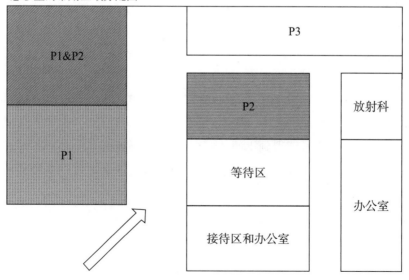

图12.1　重大事故响应接诊区域示意图

表12.1　医院准备期间的职责

项目	医疗	护理	管理
评估当前人员配备水平	√	√	√
评估当前临床工作量	√	√	
重点临床科室准备		√	
召集更多工作人员	√	√	√
非临床科室准备			√

12.3　临床治疗

高级急诊医生将在事故的接诊阶段协调临床治疗工作。

伤员抵达急诊科后先进行分诊，然后接受评估及紧急治疗。一些患者将住院接受进一步治疗，也有许多患者将直接从急诊科出院。

分诊

所有伤员均要在急诊科门口等候，医护人员将对他们按重大事故伤亡分诊程序进行分类并贴上标签。即使已经在事故现场对伤员进行了分类，此时也必须重新分类。分诊通常十分迅速，并决定患者将被送往哪个临床科室。

无论是复苏，手术或转移，患者分类应反映干预的紧迫性。在病情恶化或治疗后，个别患者的分诊类别可能发生改变。这部分将在第十三章中详细讨论。

治疗

分诊后，伤员会被送往合适的接诊处（视其大小而定，接诊处可能在急诊科内，也可能在其他区域），在那里接受重新评估和治疗。这项工作将由治疗小组完成。

这些小组是在工作人员向报告区报告时组成的。然后根据患者数量和病情严重程度，将小组分派到诊疗区域。1级优先区域的每个患者应配备一个小组，3级优先区域共配备一个或两个小组。这些治疗小组的组织工作对接诊阶段的成功至关重要，这项工作最初将由高级急诊护士监督，随后由小组协调员监督。无论谁分配小组，重要的是其个人要与每个接诊区域的高级临床医生保持联系（以及在后期阶段与接诊病房的高级医生保持联系），以建立人员需求。如果医院的布局是1级和2级患者被分入一个区域，3级患者被分入另一个区域，那么两个区域都需要专家负责监督。通常高级急诊医生（顾问医生和中级医生）可以胜任这项工作，如果没有足够的急诊医生，可以由顾问医生和其他专业的中级医生来承担。

在诊疗区域负责监督的工作人员必须掌握患者治疗的整体情况，维护患者安全、治疗流程和提供临床建议。他们一般不亲自参与患者的治疗。这种监督责任必须在他们的行动卡上有明确说明。如第六章所述，这些问题也必须包括在培训中。重要的是，治疗小组要了解应对的层级系统及其作用。小组组长应向相关高级急诊医生报告本小组发现的问题或寻找到的解决方案。所有的行动卡都应该以图表的形式显示相关的层级结构，以便所有员工知晓他们的报告对象，以及负责对象。因此，在重大事故训练中应加强等级制度。重大事故发生时，准确记录也很重要。大量的人员伤亡意味着很容易出现混乱，导致一些重要信息被误传。目前，大多数重大事故都要进行刑事调查，医疗记录可能是调查的一部分。在事故结束后，准确的记录对评估和审核也很有帮助。小组领导和高级临床医生都应该努力确保做好该工作。

在接诊阶段出院

在接诊阶段，许多伤员可能会在急诊科完成所有治疗后出院。对这部分伤员可提前准备出院建议卡，上面应有医院和警方的联系电话。

在事故发生后，目击事故的伤员可能会感到被孤立，可能导致其产生心理疾病，这一问题在交通事故中更为突出。大部分伤亡人员可能并非居住在与事故发生地，事故当地通常会提供一个有效的联络点，从事故地返回的乘客会受益于联络点。理想情况下，患者应该通过医院特定的出院区出院。这个区域可以向患者提供相关信息，也可以让他们在离开前有一个安静的休息场所。出院区应远离急诊科、新闻发布区和公众，还应该配备护理和管理人员。志愿组织可以在这一区域向患者提供帮助和支持。

转运

未从急诊科出院的伤员将转运至医院内其他科室或其他医院。伤员也需要在不同的治疗阶段出于不同原因从接诊区运转移至其他区域。

从1级和2级优先区域运送重伤员的工作应由转运小组负责。这些小组（由一名搬运人员、一名护士和一名医生组成）应由小组协调员组织，并按要求派往适当的区域。

伤亡记录

伤员进入医院后，将由高级急诊医生或其副手在分诊处对他们进行评估。每个伤员将被分配进一个优先级组并显示在分类标签上（详见第十三章）；这个标签可能是在事故现场贴上的，因此有一些患者的标签上会有伤情细节，虽然不可能获取完整的管理细节（因为这会造成延误），但必须对所有进入医院的患者进行记录，并给予一个识别号码。分诊工作人员应在处理每个患者时向他们发放一套预先准备好的编号记录，并确保患者佩戴有相应编号的腕带。目前，与电子健康记录相关联的电子解决方案越来越多。医护人员接诊患者后，应利用一切机会获取细节，并记录在编号文件中。这些细节传回医院信息中心后统一进行整理，并在时间允许的情况下录入现有的管理系统。由于最初的反应非常不稳定，医护人员不得不采取相当主动的方式从所有患者那里获得足够的详细信息。高级入院管理人员将核对在分诊处发布的编号及获得的细节信息，他们会积极寻找缺失的细节。

警方伤亡记录小组

由于警方通常会协调伤亡调查，因此可能会向所有医院派遣伤亡记录小组，以记录重大事故的伤亡情况。该小组的任务是尽量搜集每名伤亡人员的管理和身体细节特征，以协助家属辨认身份，并接受伤亡调查的电话询问。由于警方和医院所需要的大量资料是相同的，因此他们有密切协作的机会。

伤亡人员财物

每一张预先准备的重大事故伤亡卡都应配备相应的物品包，而且必须用数字进行编号。所有财物都应放在物品包里，并与伤亡者一起保管。这在识别身份不明伤亡人员时是非常珍贵的，因此不能丢失或错放。

医院信息中心

在早期阶段，人们对伤亡情况知之甚少。随着事故的进展，获得数据也越来越多，直到最终所有的伤亡者都被记录下来。在此期间，伤员将根据临床需要在医院内转移，并可能在某区域长期或短暂停留。在这种多变的情况下，必须有一个记录患者详细信息和位置的登记中心——医院信息中心。获得患者详细信息的工作人员需要在信息中心登记。因此，医院内必须建立一个系统，以获取伤员的当前位置和详细的病情记录。这是通过要求所有区域每小时提供最新伤亡报告来实现的。处理重大事故的所有高级工作人员必须确保每小时完成准确的伤亡报告，并将报告通过信息中心传达给医疗协调员。这项工作涉及接诊区、病房、手术室、放射科和出院区。如果没有收到报告，高级入院管理人员就应该积极寻找、整理所有信息，并持续掌握准确的伤亡情况。

12.4 临床支持服务

临床支持服务在接诊和确定治疗阶段都至关重要，医疗协调员应直接负责组织这些服务。每个服务部门应制订与总体计划相一致的内部计划，前提是解决共性问题。

影像诊断

放射科医生将负责全面统筹和计划如何提供放射学临床和技术服务。

在临床方面，需要协调重大事故患者和住院患者请求的优先级，以确保及时出具所有重大事故调查的"重点"报告，并监督更复杂的放射科检查。接诊阶段对放射检查的需求量是最大的，而接下来的几天，来自手术室和病房的需求负荷将会增加。在随后的调查中，放射科医生也可能扮演法医的角色，这应该提前列入计划。在技术方面，高级放射技师需要确保人员配备和设备足以完成任务。部门计划还应确保所有便携式设备的可用性及耗材补给（需要与设备供应商联系），并且要在规划阶段制订相关方案。

实验室服务

在整个事故中提供的所有实验室服务应协调一致。由一名协调员（如病理科主任）负责管理所有实验室，或者每个实验室都有自己的协调员，二者区别不大。如果集中管理，实验室响应的特定部分（如呼叫工作人员）可能会更高效，而其他方面在每个专业领域都能得到更好的处理。

血液和血液制品

解决输血服务的技术和临床服务问题时，必须有高级生物医学专家和血液科专家参与。一旦重大事故响应计划被启动，应立即实施初步计划。为了最大限度地增加医院内可立即使用的血液量，所有血液及血液制品（标注即将使用的除外）都应返回血库，并对每个单位进行采样、ABO 血型检查并做好标记。当临床科室提出紧急输血请求时，应予以优先考虑。

输血计划必须包括使用重大事故伤亡人员识别样本和交叉配血的既定程序。在接诊阶段，可能会获得比平时更少的识别信息。应尽早与国家输血服务机构或类似机构取得联系，并在明确每一种血液制品要求后尽快向其告知。在正常情况下，国家输血服务机构会定期向医院提供血液制品，但在发生重大事故时，通常无法及时获取血液制品，医院运输管理人员可能需要安排紧急运输。另外，市民很可能会到医院献血。就这方面的必要性以及此类设施的最佳位置，应与国家输血服务机构进行讨论。

诊断服务

生化和血液学诊断实验室的医生和技术人员必须确保有既定程序来处理和报告因重大事故而提出的检测要求。由于这些实验室每天都进行大量检测，所以增派工作人员后，检测量大不会成为特别棘手的问题。然而，一起重大事故的患者可能需要进行同一种特定的检测（如接触化学物质后），因此响应计划应包含解决这一问题的方法。

病理学服务

在特殊情况下，可能需要一个临时的事故专用尸体存放处，但医院中死亡的患者人数一般达不到需要建设额外太平间的程度。事故发生之初，现场的尸体一般不会被立即转移，完成初步的法医程序后，尸体可能会被转移到特殊地点存放，这取决于当地的情况。关于在医院内死亡人员的料理工作，病理学顾问需要与验尸官和法医病理学专家沟通，可能还要协调口腔颌面外科学和放射学法医服务。

对组织病理学服务的需求通常不是必需的，但事先必须制订计划，以便能根据需要提供该服务。

药房

对药物、液体药品的特殊需求应由高级药剂师协调。在早期阶段，重点科室需要增加急救药和止痛药的储备。随着响应的进展，出院的伤员需要配药，为应对事故而提前出院的患者也需要配药。因此，病房需要重新补充药物库存，而像手术室和重症监护室这样的区域则经常需要补充药物。如果医院库存耗尽，应制订与批发商和其他供应商联系的计划。

社会工作

在响应初期，可能需要社会工作者以切实可行的方式立即帮助伤员和亲属。例如，患者可能已经失去了所有财物，出院时需要一些救助资金和衣物援助，以便返程回家。同样，亲属们也需要帮助才能在当地找到住处。

随着应对的进展，社会工作者还可能会参与出院患者的辅导工作。

12.5　非临床支持服务

12.1 中我们曾提到过临床人员配备必须与足够的管理和支持人员匹配。

搬运

一旦医院启动并开始为重点科室做准备，搬运人员就成为患者、物资和设备的中心。如此重要的服务必须得到密切协调，并应尽快由一名高级搬运人员负责。

甚至在伤员到达之前，就需要搬运人员来协助布置接诊区和病房，并协助转移从急诊科入院的患者。随着事件的进展，需要搬运人员组成小组，为医院运送补给和各种样本。

此外，需要标准的搬运任务清单（如把餐食运送至住院病房）。高级搬运人员应按优先级对请求进行排序。后文将介绍志愿者可参与的非重点搬运工作。

物资

应请一名高级物资管理人员监督基本用品的补给，并与当地其他医院、制造商和供应商联络，以解决物资供应问题。响应计划应包含从当地其他机构预先获取物资补给的方案（详见第五章）。

消毒用品

伤亡事故意味着需要大量的消毒用品，如果这些患者需要手术干预，也将特别需要手术用品。各科室应尽早呼叫消毒供应部门的工作人员，并应最大限度地储备无菌用品。使用医疗设备前后，必须尽快对其进行清洁和消毒，本部门的值班管理人员应确保这一工作的有效性。如果清洁和消毒工作不是在现场完成的，那么必须制订服务水平标准，以确保重大事故能够得到妥善处理。

手术室消毒用品管理人员应与高级外科医生和手术室密切合作，以确保手术设备的快速周转。但是，如果在许多手术室进行大量相对快速的手术，那么设备的再消毒工作可能会受到限制。

安全

大多数医院都有保安人员，他们将在医院内协助准备进场路线，并维护现场的安全（接诊和明确治疗阶段），因此在响应的早期阶段呼叫他们是绝对必要的。医院必须任命一名高级安全人员负责整个事故的安保协调，并就此与警方保持联络。

交通管制

警察可能会在通往医院的道路上进行交通管制，目的是为保证应急救援的道路畅通。一旦这些车辆到达，他们（不熟悉医院情况的救护人员）必须能够看到进出接诊区的明确标识。在路线上放置指示牌并确保路线畅通，这属于安保人员的职责。

前来支援的医护人员也需要进入医院，因此必须制订程序，确保他们能够迅速进入医院。与往常相比，此时有更多的工作人员需要停车，保安人员需要有序控制停车场，以确保充分利用空间并防止交通拥堵。在早期阶段，其他社会车辆必须受到限制，这既是为了最大限度地为工作人员提供停车位，也是为了保证交通顺畅。

使用直升机

在应对重大事故时，可能需要使用直升机，将伤亡人员送往医院或将工作人员送往事故现场。计划中应明确指明直升机着陆点（helicopter landing site，HLS）的位置。在某些情况下，当地的救护车服务与直升机救护同属一个机构，他们应了解所有相关行动。如果事故现场有救生船，高级安全管理人员须确保禁止无关人员进入救生船，以尽量减少未经训练人员和旁观者的风险。

12.6 管理服务

有许多基本的管理服务应由高级管理人员直接控制。这些工作包括协调餐饮、被服、运输服务，管理新闻发布室、控制和管理出院和问询区，以及本章前面介绍的伤亡记录。

后勤服务

医院需要为伤员、亲属和访客提供食物和饮用水，以及为其他患者提供正常的餐饮服务。后勤人员将进行长时间、高强度工作。因此，后勤服务管理人员需要与高级护士和其他重要员工保持联络，以确定提供餐饮的最佳时间和地点，紧急服务人员也应得到照顾。如果要保持员工的士气，就必须注意诸如此类的细节。后勤服务管理人员将负责在整个事故过程中提供干净的病员服。在大多数医院，这将要求管理人员在响应的早期阶段释放尽可能多的库存，并确保有序、快速地清理污染的被服和衣物。如果该项服务是在场外进行，那么必须制订服务水平标准。

运输

在应对过程中运输工作必不可少，这项工作应该由高级运输管理人员负责，职责包括收集和运送物资（包括血液），以及在医院周围运送患者。

媒体和重要人物

在移动通信广泛普及之前，医院通常会设置一个新闻发布室，作为交流和简报区。如今，媒体不再依赖于固定的地点，他们最初会聚集在急诊科周围。将媒体完全排除在医院之外是不可能的，更明智的做法是将他们聚集在一个区域内，使他们有机会拍摄伤亡人员抵达医院的情况，并在新闻发言人的帮助下与出院的伤员和医护人员交谈，一些伤者也希望接受媒体采访。尽管目前的趋势是在医院急诊以外的区域举行新闻发布会，但正式的新闻发布会仍需要一个合适的场所。有必要安排记者招待会，并尽可能由高级管理人员出席。各级工作人员必须明白，所有与媒体的接触都要通过院内新闻管理人员安排。这将有助于确保始终提供一致和准确的消息。没有患者的明确同意，不允许媒体进入诊疗区域，当然在接诊阶段更不允许其进入。应任命一名经过适当训练和经验丰富的新闻人员负责与媒体沟通。

新闻人员还应承担接待重要人物访问的责任，并在媒体、重要人物和医院之间进行协调。在事故的接诊阶段应避免重要人物访问，因为他们会对气氛紧张的医院造成干扰。探视患者前应征求其同意，并商定合适的流程。

尽管在接诊阶段管理重要人物来访有明显的困难，但他们突然到访以及一些意外情况并不鲜见。因此在行动卡上应体现处理措施。

问询及出院

应在适当的位置设立医院问询处（方便亲属及其他在院就诊者进出，但要与接诊区分开）。应任命一名高级问询人员来监督该区域的平稳运作，问询处将是每位询问事件伤亡情况者的关注焦点。因此，应安排几名善于沟通的工作人员，并且必须随时了解医院信息中心提供的最新消息。工作人员必须在接受培训后才能上岗，并把问询者安全护送到探视和诊疗区域。如果问询者的亲属或朋友并不在医院内，应建议其致电伤亡调查小组了解更多信息。

出院区

待出院的伤员应安置在问询处附近，以便与亲属团聚。实际上该区域将不可避免地成为媒体的目标，因此应该尽可能确保他们的安全。高级护士负责监管这一区域，并负责对出院患者进行随访。如果可能的话，社区护士应该到该区域支援，以便提供出院后的护理。

丧亲区

一些亲友到达后发现他们寻找的伤者已经去世。医院应该做好准备，确保有经验的医护人员在合适的场所宣布死讯。

重点是要按计划公布患者的死讯，而不是暗示（例如，不应将失去亲人的亲属带到公共区域，而应带到单独的房间，而且不应让其等待太久）。他们应该通过一条单独的路线离开，避开询问区。

口译员

高级管理人员负责按要求安排口译员。大多数医院都有口译人员名单，以便在日常实践和重大事故中启用。如果口译员不方便，电话和网络翻译服务可能会有所帮助。

12.7 其他服务

托儿所

托育服务经常被忽略，但对员工及其亲属来说都很重要。一旦计划启动，应立即建立内部托儿所。如未能为工作人员的子女作出适当安排，他们可能无法立即前来支援。该服务应由正常运营该部门的工作人员协调，为工作人员的子女和亲属提供相关场地，还需要为儿童提供粘贴标签和检查等特殊服务。必要时从儿科或当地的托儿所护士培训班中抽调工作人员前往支援。一般不允许志愿者参与该区域的工作。

志愿者

所有重大事故都会吸引大量的志愿者，因此必须有合适的应对措施来控制、审查、分类和利用这一资源。志愿者协调员（须每天都在岗）负责监督这方面的工作。

志愿者的工作必须遵守两个基本原则：第一，除志愿者协调员外，其他人员不得招募志愿者；第二，未佩戴志愿者徽章者不能进入临床区域。遗憾的是，许多"志愿者"可能有他们自己的想法，因此志愿者计划应该将这些人剔除，以避免他们接触到伤亡人员。最安全的方法就是限制志愿者进入临床区域，并安排陌生的志愿者从事非敏感工作，如非重点的搬运工作。

12.8 小结

- 接诊阶段是处理重大事故过程中最困难的阶段。
- 即使对事故情况知之甚少，至少在开始时医院必须对突发情况作出应对。
- 这一阶段工作将集中在急诊科、急诊手术室、重症监护室和特定的病房。
- 以上区域在物资准备和人员配置方面应具有最高的初始优先级。
- 临床、非临床和管理支持是必不可少的。
- 如果要优化伤员护理，就必须仔细考虑医院将如何为治疗伤员做好准备，如何组织人员配备，以及支持服务将如何对整体响应作出贡献。
- 医院响应工作的总体控制将由医院协调小组进行规划，该小组由医疗协调员、高级管理人员、高级护士和高级急诊医生组成。

第十三章
分　诊

学习成果

读完本章后，你将能够：

- 描述在重大事故中分诊的重要性，并了解不同类别的定义和优先级。
- 描述分诊系统。

13.1　介绍

在重大事故中，紧急服务的目的是为尽可能多的患者提供最好的治疗与护理。然而，在应对的早期阶段，不太可能有足够多的训练有素的工作人员同时处理所有的伤员。如果要为大量的伤员提供高质量的照护，就必须有一种分配优先次序的方法。为了实现这一目标，需要评估每个伤员的病情严重程度和他们的相对优先级。这种分配优先级的方法称为分诊。

当伤亡人数过多以致医疗资源紧张时，就需要进行分诊。因此，分诊是重大事故规划和准备工作的重要组成部分。然而，并不是所有重大事故都需要进行正式的分诊。例如，建筑物倒塌事故，患者大概率只能被依次救出，这种工作负荷卫生服务部门完全能够承受，因此没有必要进行院前分流。与火车相撞等事故不同，在这些事故中就要对许多伤员同时进行评估。

历史

近代史上，拿破仑的外科医生多米尼克·让·拉里男爵首次描述了分诊。他创立了一套对战地包扎站的伤员进行分类的系统。他的目标是军事而非医疗，因此最优先考虑的是受轻伤的士兵，在接受最低限度的治疗后，他们可以迅速返回战场。在第一次世界大战之前，没有关于使用分诊法的英文记录。在这场冲突中，美国陆军官方曾使用"分诊"这个词来描述受伤部位不同的伤员，而不是描述分类本身。从那时起，分诊成为军事医学的基石。在现代，分诊已经成为急诊科的日常工作。

13.2 目标和时间

无论在哪里，分诊的目的不仅是在正确的时间将患者送达正确的地点，以便他们接受最佳治疗，还要尽最大努力，使宝贵的医疗资源不被应用到预后极差的患者身上。由此可以推断，当伤亡人数过多，以致不能立即获得技术援助时，就应遵循分诊原则。

分诊必须关注伤员状态的变化。在特定的诊疗阶段，可以对伤员进行重复分诊，当他们进入不同的诊疗阶段时，则必须重新进行分诊。因此，在事故现场、伤员临时收容站，以及伤员在运送前、进入急诊科前、出院前或手术期间，可能会进行多次分诊。

13.3 优先级

作出干预决策的工作人员必须知道特定伤员目前的优先级。为了实现这一点，必须有一种预先制订的方法来表明优先次序。分诊标记就是用于实现这一目的的方法。

分诊过程的终点是优先级的分配。将这一优先次序与其他因素结合起来，以确定最佳照护方案。

常用的优先级系统被称为 P（优先）系统和 T（治疗）系统。二者的共同关联如表13.1 所示。

表13.1 重大事故分诊类别

分诊类别	描述	颜色	优先系统	治疗系统
亟须抢救	需要立即抢救生命的伤员	红色	P1	T1
紧急抢救	需要在6小时内治疗的伤员	黄色	P2	T2
可延迟处理	不需要在规定时间内治疗的较轻病例	绿色	P3	T3
姑息治疗	伤员情况： 1.不能存活 2.需要一定程度的干预，在这种情况下，对他们的治疗将严重影响对其他人的治疗	蓝色		T4
死亡	死亡	白色	死亡	死亡

描述优先级的词及其相关的颜色与 P 和 T 系统中的数字一样重要，甚至更重要。在过去，常用不同的词语、不同的分类标准或不同的颜色来描述优先级。

从表 13.1 可以看出，T 系统与 P 系统的唯一区别在于前者增加了"姑息治疗"这一分诊类别。

本节将主要介绍 P 系统。

定义

在每个阶段，所有参与分诊的工作人员应使用相同的标准将患者分入明确的优先级组，否则可能会导致重大失误。因此，如果要正确进行分诊，就必须理解每个优先级的定义。为适应不同情况，这些定义一般用术语表述，具体见表 13.1。

值得注意的是，表 13.1 中给出的分诊优先级反映的是需要临床干预的迫切程度，而不是损伤的严重程度。例如，休克患者因简单的头皮伤口出血可能需要紧急干预（红色优先级），但伤口本身可能相对较小。将这样的患者列入高级别后，一个简单的操作（加压包扎）就可以挽救患者的生命。同样，四肢严重烧伤的患者明显有严重的、可能危及生命的损伤（当然比头皮伤的患者更为严重），然而，在最初的几个小时内接受治疗可能不会改变他们的预后。

期望类别

如果使用 P 系统，则由相关高级人员（现场事故人员和 HCT）决定使用第四类系统。决策必须基于对情况的全面评估：必须考虑到医院负荷和可用的资源。另外，必须强调的是，如果没有尽快实施分诊，将导致更高的总体发病率和死亡率。既然如此，虽然让重病或受伤人员不接受治疗无疑是困难的，但这不能作为违背原则的借口。许多分诊系统不包括"姑息治疗"，解决这个问题的方法是使用绿色（可延迟处理）分类，并确保患者被安置在一个单独的区域，或使用红色（亟须抢救）分类，并标记"等待"。

13.4 分诊方法

用于评估单个伤员的分诊方法不一定适用于评估所有伤员。在单个伤员的评估中，有足够的时间进行相对详细的临床病史调查和体格检查。如果有许多伤员需要快速评估，那么需要耗费时间的分诊方法或特殊检查就没有什么价值，因为评估一个伤员就可能延误和影响对其他伤员的照护。解决这一问题的主要方法是建立客观的分诊评分标准。

目前，英国很少有院前护理服务采用正式分诊评分系统。英国的重大事故分诊通常由无正式分诊经验的人员进行。因此，我们需要一个客观、简单和快速的方法来分配优先级。

这种客观方法的优点是可重复，对临床技能或经验的要求很少，可以快速、可靠地传达给医护人员，并且只需要短时间的培训。对于有经验的临床医生，任何附加信息都可以与客观的评分系统结合使用，以达到最终准确分诊的目的。

如果要在重大事故中使用分诊评分系统，那么它必须具备以下特点：

- 快速
- 可重复
- 易于使用（在任何环境中）
- 能够描述重大事故的结果
- 动态评估

在许多用于评估少量伤亡人员的方法中，修订版创伤分类评分（triage revised trauma score，TRTS）是唯一符合此类标准的评分。ALSG 进一步修订了该评分系统，以便在重大事故的情境中使用。下面将介绍该评分的使用方法——分诊筛检和分诊分类系统。

分诊筛检

在重大事故的初始阶段，需要快速作出大量的分诊决策。通常情况下，伤员临时收容站或医院接诊处需要进行快速分诊。用于伤员分诊的方法必须是快速、简单和安全的，而且无论谁执行都应该得到相同的结果。由于任何一种方法的准确性都取决于达成决策所使用的信息量，而收集信息需要时间，因此要在速度和准确性之间做权衡。之后将对所有患者重新分诊，并进行必要的更改。分诊筛检的目的是将有大量受伤人员的混乱状态转化为某种医疗秩序。由于大多数患者可能受轻伤，建立秩序最有效的第一步是将 3 级（可延迟处理）患者与其他患者分开。在这个阶段，我们可以进行合理假设，能够行走的患者不需要紧急或立即治疗，将这类患者都归入 3 级优先。一旦完成分类，就要考虑气道、呼吸和循环的状态，如图 13.1 所示。那些在动态筛检后仍保留的患者即为 1 级（亟须抢救）和 2 级（紧急抢救）或死亡者。通过对气道、呼吸和循环的简单评估，再将他们纳入合适的类别。

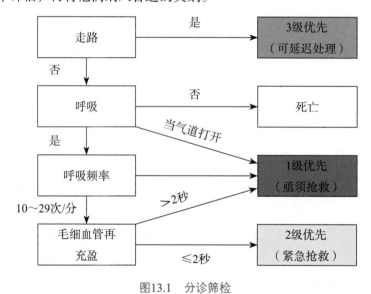

图13.1　分诊筛检

对于神志清醒的患者，假定其气道通畅；而对于无意识的患者，通过简单的打开气道操作（提下巴或推下巴）并观察是否还有呼吸来评估气道通畅性。有简单的张口动作，但无法呼吸者应确认其是否已经死亡。只有在清理气道后才能呼吸的患者应确认为 1 级优先。一些患者可能需要简单的辅助呼吸操作来维持气道通畅，可以考虑在这个阶段插入气管插管。

对于那些能呼吸的伤员，应计算他们的呼吸频率。如果呼吸频率过低（≤9次/分）

或过高（≥30次/分），则为1级优先。如果呼吸频率为10～29次/分，则进行循环系统评估。

即使在医院内部，对循环系统的评估也是困难的，没有任何一项指标能可靠地反映准确的整体情况。毛细血管再充盈时间（capillary refill time，CRT）检查能够给出一些参考，医护人员可以通过患者的甲床颜色简单、快速地判断。在指甲上施加压力5秒钟，然后放开，甲床颜色恢复所需的时间就是毛细血管再充盈时间，如果时间＞2秒，为1级优先，如果＜2秒，则为2级优先。如果不能测量CRT，可以使用大于120 bpm的脉冲速率来确定优先级。分诊筛检花在每个非门诊患者身上的时间不应超过20秒，看见患者的第一眼就要非常迅速地完成分诊。这种做法为卫生服务应对提供了正确的方向，使医务人员将工作重点放在1级患者的照护上。由于分诊筛检非常快速，在响应的各个阶段都可重复，因此应该在需要快速评估大量患者的时候使用。

分诊分类

随着分诊决策的复杂化，分诊方法也越来越精细。分诊分类是分诊筛检的下一个步骤，包括对患者的生理功能评估。由于正在进行的治疗（复苏）不依赖于这些信息，因此在这个阶段不寻求损伤的解剖学描述。分诊分类是对患者正式的生理功能评估。分诊分类是基于Champion等人（1981）开发的TRTS系统，使用呼吸频率（respiratory rate，RR）、收缩压（systolic blood pressure，SBP）和格拉斯哥昏迷量表（Glasgow coma scale，GCS）进行评分，得分为0～12分（表13.2）。

TRTS可用于分诊分类优先级，具体如图13.2和表13.3所示。

表13.2　分诊分类（修订版创伤分类评分）

分类	测量值	TRTS（分）
呼吸频率	＞29次/分	4
	10～29次/分	3
	6～9次/分	2
	1～5次/分	1
	0	0
收缩压	≥90mmHg	4
	76～89mmHg	3
	50～75mmHg	2
	1～49mmHg	1
	0	0
GCS评分	13～15分	4
	9～12分	3
	6～8分	2
	4～5分	1
	3分	0

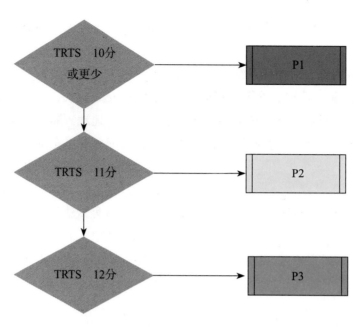

图13.2　修订版创伤分类评分与优先级

表13.3　修订版创伤分类评分和优先级

优先级	TRTS（分）
P1	1～10
P2	11
P3	12
死亡	0

　　虽然 TRTS 是用死亡和损伤作为结果指标而开发的，但它是目前针对重大事故最好的客观生理功能评分系统。与 TRTS 评分和分诊优先级相关的生存概率预测结果如表 13.4 所示。

表13.4　生存概率预测分类

分诊分类	生存概率（%）	TRTS（分）
P1	25～87.9	1～10
P2	96.9	11
P3	99.5	12
死亡	3.7	0

　　TRTS（分诊分类）执行起来相对较快，并能产生一致、有效的结果。它补充和扩展了前面讨论的分诊筛检方法，因为它使用了一个标准相同的测量值（呼吸频率），代替了更复杂的循环功能测量值（收缩压），并引入了意识水平的评估。虽然同时测

量血压和进行 GCS 评估，增加了评估每个患者所需的时间，但是一个熟练的评估员仍然能够在 1 分钟内对患者进行分类。如果患者属于"姑息治疗"这一类，则应使用介于 1 和 3 之间的 TRTS 作为其分类。

如果使用第四分类，则应采取 1 到 3 之间的 TRTS 作为其定义。

这里描述的分诊分类适用于需要花费更多时间来评估每个患者的情况（如患者较少、评估人员较多、评估的速度不如准确性重要时）。该评分中使用的生理功能测量方法与通常监测患者病情的测量方法相同。因此，TRTS 具有双重用途，它既是一种分诊工具，也是一种监测患者病情的临床工具。如果需要解剖学信息，那么分诊分类必须应与本文所述的某种形式的调查相结合。

初步调查

有时患者治疗或干预的顺序可能取决于对损伤或疾病的描述，或其他一些附加信息。正如本章前面提到的，在重大事故的初始阶段进行全面的二次调查来确定所有的伤害无疑是费时的，而且通常是不合适的。检查和病史应限于专门为获取相关信息而设计的初步调查。初步调查的性质将根据需要获得的确切信息而有所不同。例如，在一个封闭的空间里发生火灾后，伤者可能会吸入烟雾，而且需要一段时间才能出现症状，但尽早送往医院将对他们有益。如患者有暴露史以及其他异常的呼吸音，可将此类患者归类为 2 级优先。初步调查包括简单的问诊和对胸部的听诊。

初步调查发现的的具体问题可以与分诊筛检或分诊分类过程中获得的生理信息结合使用，以便于划分优先级。还可以附加对损伤的其他描述，如"头部损伤"或"烧伤"等宽泛分类，这将有助于决策。然而，这类信息不会影响优先级，也不是分诊过程的一部分。分诊优先级和诊疗顺序之间的区别将在后面讨论。

初步和二次调查

一旦患者到达医院并进行了初步复苏，就必须获得对创伤的完整描述，以便制订患者的治疗方案及划分优先级。应采取标准的 ALS 方法，初步调查将包括优先级的全面评估以及实施适当的复苏措施。一般来说，只有通过分诊筛检和分诊分类确认为 1 级优先的伤员才会有初步调查和复苏需求。通过初步调查无法复苏的伤员将被归类为 1 级，以进行进一步治疗（手术或重症监护）。在初步调查中不需要干预的患者，或初步复苏后病情稳定的患者，将进行一次全面的二次调查，这是对患者的系统评估。在二次调查结束时，治疗小组应该得到一份关于每个患者或伤者问题的综合清单，整体分诊类别将反映所发现的最严重损伤的紧迫性。例如，单纯闭合性小腿骨折患者将被列为 3 级优先，而开放性骨折患者将被列为 2 级优先。每个完成二次调查的治疗小组必须将他们的调查结果报告给负责相关区域的高级急诊医生，以便制订总体管理计划。

特殊事故

特殊事故的分诊将在第十六至第十八章中讨论。

13.5　分诊方法小结

本章说明了可以使用许多方法来评估分诊优先级，并且不同的方法适合于不同的应对阶段。表 13.5 对这些方法进行了总结。

表13.5　分诊方法总结

地点	考虑的治疗	分类人员	分类方法
事故现场	挽救生命的急救	辅助医护人员（初级分诊人员）	分诊筛检
伤员临时收容站	生命支持	辅助医护人员（二次分诊人员）	分诊筛检和分诊分类
伤员临时收容站	ALS	医生（二次分诊人员）	分诊分类和初步调查
医院接诊区	ALS	高级急诊医生/分诊护士	分诊筛检和分诊分类
医院	挽救生命的手术	高级外科医生	初步调查和二次调查

最快、最简单的方法是分类筛检法，这种方法适用于必须快速分类大量患者的情况。下一步是使用 TRTS 进行分类，这同样基于症状，而且速度相对较快，通常用于不那么混乱的情境，是患者在各阶段诊疗中的理想监测工具。使用这些生理学方法进行的分类时，可以使用初步调查期间得到的具体信息并加以补充。本调查以相关疾病史和检查为主，比较快速。最后，一旦有更多的时间和工作人员支援，就会采用标准的 ALS 方法来全面了解伤者的病情及受伤情况。

这种分诊方法的层次结构平衡了作出决定所需的时间和该决定的相对准确性。此外，它使分诊人员在各阶段能使用最快的方法进行分诊，因此应该鼓励进行多次评估。

13.6　分诊与干预顺序

在决定干预顺序时，单个伤员的分诊优先级只是应该考虑的众多因素之一。需要强调的是，分诊类别不能被视为干预秩序的绝对标准。其他因素将根据正在实施的干预措施不同而异。下面将详细介绍两种情况。

从现场疏散

许多因素决定了伤亡人员从现场疏散到医院的顺序（方框 13.1）。显然，分诊优先级是非常重要的，但这不是唯一的因素。

> **方框13.1 决定疏散顺序的因素**
>
> **资源因素**
> - 救护车的可用性
> - 有无陪同人员
> - 个别救护车的目的地
>
> **患者因素**
> - 需要坐轮椅或使用担架
> - 运输工具的完整性
> - 需要运送到专科中心

因此，尽管现场可能有需要急救的患者，但为了患者能够在运送过程中存活下来，更合适的做法是先送轻伤者。如果车辆中有足够的空间，那么3级伤员可以和1级伤员一起运送。

这并不意味着这类患者得到了更高的分诊优先级，但资源却得到了最佳利用，以便为所有伤员提供高质量照护。这也解释了为什么医院必须准备好接诊所有优先级的伤员。

外科手术的顺序

外科手术的进行顺序由高级外科医生控制。这位外科医生需要对外科手术的需求和可用的资源有整体的了解。手术优先顺序（根据初步和二次调查的信息）是影响决定的一个因素，但还需要考虑更多的因素（方框 13.2）。

> **方框13.2 决定手术干预顺序的因素**
>
> **资源因素**
> - 手术室的可用性
> - 有无熟练的员工
> - 无菌物资的可用性
> - 专业设备的可用性
>
> **患者因素**
> - 患者数量
> - 患者的优先级
> - 每次手术的时间

有生命危险的外科急诊患者总是拥有最高优先级，但是如果唯一有能力提供该手术的手术团队正在进行手术，并且有另一个手术室可用，应安排其他手术团队进行优先级较低的手术。同样，这并不意味着该患者不具有更高的优先级，资源也得到了有效利用。

13.7 分诊标签

至关重要的是，每个参与事故响应的人都要了解目前伤亡者的分类状况。这一简单的措施将减少许多不必要的重复工作，并将确保整体管理计划（在很大程度上取决于患者的分诊状态）不会出错。

为了实现这个简单的目标，需要某种形式的标签。有效的标签满足以下标准：

- 高度可视性
- 符合国家标准
- 有类别编号
- 有类别名称
- 有类别颜色
- 容易固定
- 易于更改类别

与分诊方法一样，标签要反映使用时间和条件。因此，在现场分诊筛检时，可以采用一种标准标签的简单替代品，如衣服夹或彩色胶布。同样，在进行二次调查后确定治疗前，可以取消分诊标签而采用带有诊疗计划的临床记录。在其他阶段，使用特别设计和正确的标签是非常有必要的。这里将介绍两种标签类型。

类型

分类标签有两种一般格式——单卡和十字形卡。接下来将讨论两者的相对优缺点。

单卡

顾名思义，单卡系统由多张颜色合适、标有优先标记的卡片组成。一旦对伤员进行了分诊，其中一张卡就会附在伤员身上，通常用一条绳子连接（也可为其他方式）。这种制度很难与频繁进行重新分诊评估的需要相协调，在不同类别之间切换是相对困难的，因为在连接新卡之前必须先移除第一张卡。如果已经在卡片上做了临床记录，这又是一个大问题。在这种情况下，所有的临床信息都需要转移到新卡上，或者让伤员同时保留两张卡。如果发生后一种情况，则可能因为伤员有两种分诊优先级而出现混乱。

Mettag 标签是单卡系统的一种变体。卡片的下边缘有穿孔条，每一条都属于不同的分诊类别，并有适当的颜色和标记。一旦确定了分诊优先级，就会将不合适的条带移除——将正确的条带留在卡片的底部。此卡存在两个问题：首先，除非距离较近，否则不容易看到患者的优先级。其次，由于移除的顺序是高优先级在先，因此不可能在不发放另一张卡片的情况下将患者分类到较低的类别。

十字形卡

该标签是十字形或六角形的。对于前者，将十字的角折叠到中间会使卡片变成矩形；可见的颜色和标记取决于折叠的方式，因此标签可以显示任何优先级。如果优先级发生变化，只需调整折叠方法，使其显示新的合适的颜色和标记（图13.3）。后者与十字形卡相似，将标签简单折叠就可以显示优先级，而临床记录则单独保存。这些卡片很好地克服了动态分类的固有问题，类别更改操作也很简单，而且每个患者只使用一张标签，对于临床记录也是安全的。此外，无论是在院前还是在医院中，分诊筛检期间或之后放置在患者身上的标签都可以在分诊的后续阶段使用。

这类标签及其变体（如线性可折叠卡片组和带有透明信封的卡片组）非常有用，但由于类别很容易改变，因此也容易被患者及其亲属滥用。

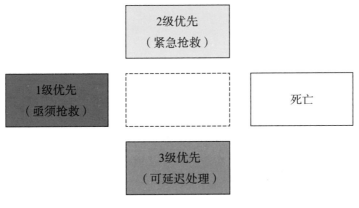

图13.3　十字形卡

13.8　小结

- 分诊是重大事故响应的一个关键组成部分。
- 在重大事故响应的不同阶段使用不同的分诊方法。
- 分诊应首先基于伤员的生理评估（分诊筛检和分诊分类）。
- 分诊类别是决定干预顺序的因素之一。
- 应随时了解每位患者的当前分诊类别。在响应的某些阶段，可能需要运用分类标签。

第十四章
明确治疗阶段

学习成果

读完本章后，你将能够：

- 描述明确治疗计划中的手术应对。
- 描述明确治疗阶段中的医疗应对。
- 描述明确治疗阶段中的重症监护应对。

14.1　介绍

明确治疗阶段也被称为住院阶段，因为轻伤者会在接诊阶段接受诊治并出院，只有需要住院治疗的伤员才会留下来。危重患者需要立即入院接受紧急手术或重症监护，而伤势较轻的患者可能需要等待并优先接受治疗。伤员流动的协调在这一阶段和接诊阶段同样重要。外科和内科的明确治疗应分开考虑。

14.2　外科应对

外科伤员的整体治疗将由高级外科医生控制。这位外科医生不仅要在接诊阶段监督手术管理，而且还要监督明确治疗阶段所有与外科方面相关的事宜。要做到这一点，他们必须尽可能全面地了解患者的手术需求、工作人员的数量以及病房和手术室的状况。这是通过在术前与手术室外科医生沟通而获得适当授权来实现的。

需要立即手术的患者将首先集中在 1 级和 2 级优先区域，直接从这两个区域转移到人员配备齐全的手术室的人数将取决于工作人员和可用手术室的数量，而这又取决于事故发生的时间。在夜间，有许多空闲的手术室，但缺少工作人员；日间将有许多工作人员，但手术室占用率较高。响应计划必须考虑这两种情况。

手术室的可用性问题必须由手术室高级外科医生和手术室高级护士进行评估。该外科医生必须具有足够的资历，能够评估已经安排好的手术的优先级，并且必须能够在特殊情况下决定是否可以安全地放弃这些手术。此外，手术室高级外科医生还必须决定有多少病例需要继续进行手术。夜间，当计划表上的病例较少时，高级外科医生的投入人数将减少，而决定手术室可用性的主要因素就是人员配备。一旦评估了手术室的可用性和目前的使用情况，高级外科医生就应该对可用于紧急重大事故外科应对的设施有一个准确掌握。在早期阶段，小组协调员、手术室高级护士和高级麻醉医生将根据需要组成手术小组，协助高级外科医生。在应对的后期阶段，这些小组的性质将根据手术的不同执行需要而异。在早期阶段，当只有患者情况危急，需行紧急手术时，可以由一名外科医生、一名助理医生、一名麻醉医生和一名洗手护士组成普通小组，执行大部分手术。这些人员中的外科医生和麻醉医生应尽可能高级别。

随着响应的推进，高级麻醉医生和专科外科医生将向高级外科医生提出各种特殊的麻醉或手术方案——无论是针对普通手术还是针对特定的患者。

如前所述，外科应对的最关键时间是事故早期，即对立即治疗的需求最高，而对工作人员和手术室供应需求最低的时期。在此期间，一部分患者能够直接前往手术室，而其他同样需要治疗的患者不得不留在术前病房或急诊科，直到手术室和手术小组的可用性得到改善。除了这些优先治疗的患者外，其他最初被认为优先级较低的伤员，在术前期间病情可能会恶化。出于这些原因，在术前必须有一名高级外科医生在场负责监测复苏情况，并不断重新评估手术优先级。这位外科医生必须直接与高级外科医生保持联系。为了对患者接受手术的优先次序和手术的性质作出最好的决策，高级外科医生必须评估收到的所有检查报告。需要考虑的因素部分已在第十三章中讨论，并在方框 14.1 中重复列出。

方框14.1　决定手术干预顺序的因素

资源因素
- 手术室的可用性
- 有无熟练的员工
- 无菌物资的可用性
- 专业设备的可用性

患者因素
- 患者数量
- 患者的优先级
- 每次手术的时间

可以推断，至少在早期阶段，患者数量对有限资源的压力可能意味着手术不是绝对优先的。在早期阶段，首要任务应该是进行挽救生命的手术。在不需要如此关键的早期干预的情况下，手术仍应在安全的最低限度内（开展）。这不仅能确保尽可能多的患者得到基本水平的外科治疗，还能保证当接收阶段结束且病情明确时，所有患者

能获得更合适的手术计划。即使患者人数相对较少，最初的手术阶段也可能持续许多天。

14.3 非外科（内科）应对

许多事故伤员不需要外科治疗（许多计划陷入了假设所有重大事故只会产生创伤病例的陷阱），因此将手术安排与非手术安排相结合很重要。不需要手术的患者包括急危重症患者和其他轻症患者。伤员的非手术评估和治疗将由高级内科医生掌握，根据当地情况，这些医生可以是高级急诊内科医生，也可以是高级重症医生，其职责和高级外科医生的职责完全一致。根据床位可用性和对重症监护资源总体需求的评估，一些高度优先的患者将直接转移到重症监护室。该区域的准备工作应由高级重症监护护士负责，并应在计划的早期启动。每个接收医院的高级重症监护医生（或高级重症监护护士）必须负责评估医院内重症监护床位的可用性。这项评估要包括实际的和潜在的床位，如果具备重症监护室整理系统，则应通过这些系统进行指导。大多数医院的实际床位数量很少，潜在的床位数量将取决于病床的正常使用情况——择期手术工作量大的单位可以通过取消手术排期迅速腾出床位。是否具备这种能力取决于一天中的时间（一旦择期手术开始，则该床位已被占用）。在规划过程中不应假定以这种方式提供床位。虽然可以以建立临时重症监护区作为一种控制措施，但继续为这些区域配备人员将难以实现。

大多数医院无法容纳所有需要重症监护的患者，因此有必要转移危重患者。患者的选择将取决于许多因素，高级内科医生、高级外科医生、高级重症监护医生和小组协调员之间的密切沟通是十分必要的。一旦选择转院，并为患者确定了床位，就应该为其安排一个转运小组。该小组需要与患者的治疗小组保持沟通，也应该与接收单位保持沟通。该小组的组成和职责与医院内用于危重患者的转运小组相同。在可能的情况下，应遵循良好转移原则［详见《新生儿、成人、儿科安全转移和接收：实用方法》（ALSG，2019）］。一些伤员可能需要住院而不需要手术或重症监护（如吸入烟雾但无症状的患者）。他们应该住在由高级内科医生管理的住院病房，如果有必要进行进一步的评估和治疗，该医生必须与小组协调员沟通。如果空间有限，伤亡人数不多，可以将这些患者安置在术前病房或术后病房。重要的是，在任何情况下这些患者都要由高级内科医生进行正规的管理。

在重大事故响应期间，许多患者将出现因事故而引发或加剧的医疗状况。此外，与事故无关的患者可能仍会到急诊科就诊。在较偏远的地区，情况尤其如此，因为偏远地区无法将急救患者转往邻近的医院。因此，所有重大事故响应计划也必须适用于这类患者的管理。一旦启动重大事故响应计划，对所有的患者都应一视同仁，他们应该收到重大事故的信息，并遵循与事故伤员相同的诊治流程。

14.4　临床和非临床支持服务

除了内科和外科服务外，医院内其他部门都需要支持患者的治疗。应对过程中，早期参与的小组应该有单独的行动卡。那些在后期参与的小组将不需要特定的行动卡。

14.5　小结

- 除了急诊治疗外，那些需要治疗的患者将进入事故的明确治疗阶段。
- 明确治疗阶段可能持续数天或数周，并可能对医院的日常运营造成重大影响。
- 将患者大致分为需要内科治疗或外科治疗两类。
- 这些患者的整体协调将由高级外科医生和高级内科医生负责。

第十五章
恢复阶段

学习成果

读完本章后，你将能够：

· 定义和规划恢复计划的三个部分——解决、反思和审查。

15.1 介绍

恢复计划必须尽早开始，并应在事故的接诊阶段开始实施。恢复阶段由三个部分组成：

· 解决

· 反思

· 审查

HCT 将启用高级员工制订恢复计划，特别是在受事故影响最严重的区域。

业务连续性管理是识别可能影响组织持续运营能力的潜在风险、威胁和挑战的过程。它提供一个框架，使组织能够适应不利和 / 或特殊情况。一旦确定了已知的风险，就可以制订具体的计划来应对威胁。这些通常也被称为业务连续性计划。

大多数医院将努力维持择期和紧急治疗工作。医院原有的治疗工作被打乱，患者的住院计划被推迟，由此产生的问题是可预见的，因此应该有适当的管理方法。取消个别患者的手术不太可能引起投诉，因为大多数公众都会理解重大事故对医院的巨大影响。但是，如果医院不能与患者有效沟通并重新安排入院，这种理解很快就会丧失。所以，应在事故发生后不久，对医院中断的治疗工作作出统计，以便制订计划，使医院尽快恢复正常医疗秩序。这应得到高级护理人员、医护人员和管理人员的同意。

15.2 解决

解决方案的具体内容将根据事故的类型、影响和持续时间而有所不同。

负责交付方案的团队必须解决以下几个方面的问题。

患者安全与质量

• 处理剩余事故患者的相关事宜、制订恢复接收病房正常功能的计划，以及解决非本地患者的回程问题。

• 组成出院规划小组，管理大量患者出院引起的运送和人员回程事宜，以及由此产生的对外部机构造成的需求风险。

• 规划新患者的入院，特别是那些在正常情况下会进入接收病房的患者。

• 评估该事故对非事故患者的影响。

• 重新安排延期患者的就诊时间和优先次序。

• 确定目前的应对能力，管理现有工作并预测未来的应对能力及需求。

• 制订意外伤害、可择期手术和紧急或突发病例的手术程序。

财务和业务

• 预测事故对标准化运营绩效指标的影响，并考虑是否需要增加容量（例如诊所、手术室等）。

• 对机构的财务影响。

• 审查受外地或国外访客影响的合同。

人力资源

• 支持临床科室调整护理、医疗和行政人员，实施轮班制，以确保在事故响应期间工作人员得到充分休息，并确保持续高强度工作的科室拥有安全的工作水平。

• 与医院控制团队和沟通部门保持联系，确保员工收到认可和感谢的信息。

基础设施和物资供应

• 补充耗尽的库存，并补给更多设备 / 耗材，以支持增长的治疗工作。

• 评估药房、无菌用品和医疗技术部门的支持是否能够满足增长需求。

• 维持家庭服务、被服和餐饮服务的持续供应。

• 清理被污染的区域。

• 将基础设施的相关问题（如公共交通、环境问题、学校关闭）告知相关工作人员。

15.3 反思

重大事故发生后，需要向上级工作人员汇报情况，并对伤亡人员和亲属做好创伤后咨询，这将涉及各个机构。此外，需要对提供的医疗服务和计划本身的运作情况进行评估。

工作人员汇报

在重大事故发生后，工作人员汇报工作情况是非常重要的，操作问题（包括计划的执行和对患者的照护）和心理问题都应该得到解决。

所有相关人员在离开医院前都必须向科室负责人汇报当前情况。这项工作可以单独进行，也可以集体进行，并应立即报告有关应对本身的事项。报告应突出可以立即更正的问题，或者提出需要进一步讨论的问题。

应在事故发生后一周内以小组形式向工作人员进行进一步非正式汇报，汇报必须由首席顾问协调，首席顾问应具有精神病学、心理学或咨询背景，具体取决于当地情况。除了提供讨论的平台外，汇报还旨在让咨询师识别需要做进一步创伤后咨询的工作人员。

重要的是不要强迫所有员工接受正式的咨询课程。因为这通常被认为是一种冒犯，许多人在和陌生人谈论他们的经历时是不自然的。很多非正式的咨询都是在同事之间，在工作或非正式的社交场合进行的，良好的同伴群体支持可能是最有效的咨询形式。尽管如此，仍有许多工作人员需要正式的心理支持。如果提供咨询的机会广为人知并得到宣传，这些工作人员很可能会亲自参与。然而，并不是所有员工都能意识到自己的心理问题，高级工作人员应该注意并识别出每一位似乎受到事件影响的工作人员。

如果认为在重大事故中受到影响的只有年轻人或缺乏经验的人，那就错了。很少有工作人员能扛住重大事故带来的压力，无论级别高低，均可能受到影响。而大部分的员工，尤其是那些处于更高职位的员工，可能会觉得寻求帮助是一种耻辱，因此，应以保密服务的形式提供帮助。

住院患者的创伤后咨询

住院的患者将在病房接受社会工作者、精神科和其他工作人员的辅导。因此必须有一个机构牵头协调此事，这将取决于当地情况。

与医护人员一样，患者将从有相同经历的同龄人那里获得很多支持。但有些患者可能不愿意与没有相同经历的人交谈。为此，在可能的情况下，重大事故的患者应在同一区域接受治疗。这将使他们在住院期间获得一些支持。出院后，在围绕某一特定事故形成的许多幸存者或受害者群体中，也可以看到类似的现象。这些群体可能成为支持和索赔的焦点。这将造成负面影响，因此不应将患者分开。

必须对已出院的患者进行随访，必须向在响应行动中早期出院的所有患者提供咨询机会。为此，应向每个伤员发放宣传册，说明他们将如何获得帮助。宣传册中应包含一些建议及联系电话。社会工作者通常会协调院外的咨询服务。

15.4　审查

重大事故也为评估和改进未来实践提供了机会。因此，应全面汇报事故发生的情况以及医院的应对能力。因为不可能在事故发生之前计划好所有细节，所以每一次响应行动都不是完美的。

应在事故发生后 1 个月内，对提供的诊疗工作进行审查，并将结果提交给相应的工作人员。这将有助于突出临床工作的缺陷，也将帮助工作人员了解他们的应对结果。

重大事故审查必须涉及所有参与响应工作的人员，不能完全集中在患者的临床治疗及护理上。与其他机构（如急救服务）的联络对于相互交流信息和学习要点非常重要。审查应明确工作人员"除罪化"，如果要使该方法奏效，就应该尽可能独立和开放。传统观念上，个人和组织不愿意在重大事故中承认自己的错误，这不利于改善实际工作。显然，公开评估对相关人员最为有利，尽管目前媒体更关注（事故）早期（个人或组织）承认错误的行为。

鉴于此，应全面审查该机构对事故的应对，并考虑以下事项：
- 指挥和控制结构的效能。
- 之前未解决的各项新出现的风险。
- 所使用的通信网络和机制的效率。
- 设备和再补给问题，包括耗材和药物的供应。
- 患者的疗效和体验。
- 多机构联合工作。
- 计划是否达到了目的并突出了优势领域和有待改进的领域。制订行动计划，以解决发现的问题，并据此修订计划。修订后的计划将分发给工作人员，在执行修订计划前进行进一步培训。

重大事故的罕见性意味着尽早总结并汲取经验教训将有利于国家制定相关政策。必须注意保持建议的通用性，不建议为了应对上次事故的特殊性而改变计划，因为下一次事故很可能完全不同。必须始终维持能够应对所有危险的方法。

15.5　小结

- 重大事故会严重扰乱医院的日常工作。
- 在事故的最初阶段之后，高级人员应评估中断的治疗工作，并计划解决时间。
- 部分工作人员和患者需要并且应该获得一些心理支持。
- 要了解事故本身，汲取教训，确保员工有机会反思事故的响应过程。
- 在事故发生后一个月内，应进行正式、公正的审查，以查明存在的问题和不足。

第五部分
特殊事故

第十六章
涉及危险化学品的事故

学习成果

读完本章后，你将能够：

- 描述涉及危险化学品事故的特殊注意事项。
- 界定应对化学品事故的准备、医疗管理和医疗支持的关键要素。
- 确定发生化学品事故后的汇报和后续行动计划。
- 识别事故发生时不同团队的初始行动职责、立即行动内容和优先次序。

16.1 介绍

化学品事故相比其他事故而言较为频繁，卫生服务人员面临的风险以及临床应对措施与其他事故有很大不同的，需要特别考虑。

这些事故发生在化学加工、制造、储存、运输和有毒废物的处置过程中，并造成空气、食物、水和土壤的污染（表 16.1）。可能会对当地居民造成急性和／或慢性健康影响。

表16.1 重大化学品事故示例

重大事故	年份	国家	伤亡人数（死亡人数）
化学物质泄漏引发爆炸	2016	巴西	66（0）
图卢兹化肥工厂爆炸	2001	法国	650（37+）
悉尼危险化学品卡车火灾	1996	澳大利亚	66（0）
氯气泄漏	1993	瑞典	33（0）
卡斯尔福德希克森和威尔士爆炸	1992	英国	>56（2）
国际生物合成材料公司爆炸	1991	英国	35（0）
多塞特郡普尔工业爆炸	1988	英国	19（0）
博帕尔爆炸	1984	印度	10000（3800+）
弗利克斯伯勒化工厂爆炸	1974	英国	>250（28）

化学品事故的管理和调查取决于对当地居民和急诊科就诊人员的毒性风险的快速评估。因此，导致公众急性暴露于有毒物质的事故是急诊医生的一个重要关注点。此外，有必要对暴露者进行适当调查并制订监测和监督方案。这在很大程度上需要来自急诊科以外的服务部门，如公共卫生部门的支持。

很少有医生接受过管理这类事故的培训，也很少有医生能够识别、调查、减轻或预防化学品事故可能对人类健康造成的影响。事实上，最近的调查表明，医院在这方面需要培训和明确的指导原则。

在英国，管理这些事故的医学毒理学信息是通过英国公共卫生部（Public Health England，PHE）的化学危害和毒物管理局（Chemical Hazards and Poisons Service，CHaPS）获取的。其他国家也有类似的组织。这些服务能够为紧急情况提供建议并指导响应工作，通常通过电话向医疗专业人员和紧急服务机构提供24小时服务。他们汇集、评估来自制造商、分销商和进口商的医学毒理学信息，以及机密产品和化学中间体数据。该小组的目标如下：

- 提供与中毒诊断、管理有关的信息和建议。
- 识别和评估社区的毒性风险，以期采取措施减少或消除这些风险。

> **重点：化学品事故的信息来源**

16.2　应对

与对所有重大事故的响应一样，对涉及化学品的事故的应对基于三个关键要素：

- 准备
- 医疗管理
- 医疗支持

准备

准备工作包括充分的计划，设备的选择、维护以及培训。

计划

在英国和其他许多国家，都有应对化学品事故的国家指南。该指南连同当地的情况合并到一个易于执行的计划中。此类计划都必须与当地重大事故响应计划无缝衔接，这样才能保持重大事故响应计划的整体性（全风险方法）。不幸的是，处理化学品事故的计划经常被搁置，直到事故发生。规划者可以通过两种方法来克服这个问题：首先，让参与计划的人员知道计划的存在，并针对其内容进行辅导。其次，参与计划的人员其个人行动内容应该写进易于理解的行动卡中，以便在事故响应期间使用。

> **重点：化学品事故应对指导原则**

设备

对于应急设备需要详细考量，具体包括三个方面：

- 医护人员的防护
- 伤病员的消毒
- 专业医疗物资

医护人员的防护

应对化学品事故的医护人员，其个人防护装备（PPE）必须保护头部、面部、眼睛、耳朵、身体、手和脚，并且必须能够防止未知化学物质进入。这与正常化工厂内的情况截然不同，在正常化工厂中，化学危害是已知的或可预测的。因此，医护人员的防护装备必须是最高标准的，并且要在温区内提供足够的保护时间。

安全员必须熟悉危险品防护装备的性能，并立即与相关人员检查有毒化学品的实际性质，将其与防护水平进行比较。同时，必须实时监督过滤器更改时间以及工作人员出现的所有症状。

> **重点：危险品处理人员个人防护设备规范**

伤病员的消毒

无论是在现场还是在医院，对伤员进行消毒都是卫生服务部门的职责。大部分伤员的消毒工作将在事故现场进行，但许多情况下，这是不太容易实现的。此外，部分伤员会自行疏散到医院，到达急诊时为明显的受污染状态。因此，所有有急诊科的医院都应配备消毒伤员的设施。

有些医院在急诊科设有患者消毒区，这些区域应具有供水系统、对患者的支持系统，以及消毒过程中安全收集污水的系统。如果在同一区域进行抢救，则该房间应配备氧气、吸力和防水电源。

英国所有相关部门都配备了充气装置。NHS 的消毒装置可以在 10 ～ 15 分钟内安装完毕，每小时可以为 8 ～ 10 名担架伤员消毒。

专业医疗物资

一般来说，治疗受污染伤员所需的设备与治疗未受污染伤员所需的设备相同。然而，一旦使用，设备本身就会受到污染，必须进行处理。因此，将根据可能的风险决定保留特定设备专门用于化学事故（一次性物品）。

所有部门都应备有常见污染物的解毒剂，不太常见的污染物可以集中处理。保证所有人都知道解毒剂的存放位置，以便迅速获得。

英国已经购买了设备，可通过指定的救护车服务使用。许多药物的解毒剂可通过国民医疗服务体系血液和移植中心（NHS Blood and Transplant，NHSBT）获得。

重点：地区和国家设备供应

培训

准备工作的最后一部分是培训，需要多层级共同进行。个人应充分意识到自己在计划中的职责以及如何使用 PPE。在人们被允许参与危险活动之前，应该具备基本应对能力。其他应对措施需要分组培训，例如，化学消毒和治疗小组、化学评估小组（chemical assessment team，CAT）等应携带设备在医院的适当区域进行演练。最后，整个计划可以在实际伤亡事故中演习，也可以进行桌面演习。

医疗管理

化学品事故的医疗管理包括事故应对指挥、安全措施以及从医学角度进行的全面评估。

指挥

急诊科接收伤员前需要制订化学品事故响应计划。根据伤亡人数决定是否需要启动重大事故计划的主要部分。当只有一或两名人员伤亡时，主要任务是消毒，因此该事故应对措施可能仅限于消毒。应对的指挥工作应由高级急诊医生负责，他将执行分诊和接诊，并由高级急诊护士和 CAT 协助管理该部门。上述人员的行动卡内容详见本章结尾。

CAT 将充分利用医院的现有人员和技术，如临床生化学专家、实验室管理人员和职业健康医生的专业技术，开展救治工作。

应由消毒和治疗小组统一进行实际的消毒处理。

安全

一旦被污染的人员进入科室，该科室的部分区域就会成为污染区。计划应确保严格控制污染区的出入。高级急诊医生需要确保记录所有进入该区域的工作人员和患者。这项健康和安全措施是指挥事故应对的重要组成部分。

任何时候都要确保伤员、工作人员和其他人的安全。这一要求中的一部分将在规划阶段解决，届时将决定个人防护装备和人员配备水平。此外，医院内的 CAT 必须继续监测化学品识别和计划制订风险识别中的安全问题。例如，允许受污染的气体从急诊室排放到其他病房的进气口是十分低级的错误。

所有的废弃物（衣服、设备和液体）都需要安全储存和处理。CAT 还必须确保污染区域在恢复正常使用前得到彻底的消毒。

评估

化学品事故的范围是从单一的瓦斯气体污染到工业或化学战剂释放。为了便于评估（从而确保响应符合事故的严重程度），除了规模最小的事故外，所有事故都需要国家机构的早期介入。

重点：提供早期介入的机构

医疗支持

医疗支持包括分诊、治疗和运输。一般来说分诊先于治疗，治疗先于运输。

分诊

有时，伤亡人数之多和快速消毒的高需求，意味着要将疑病症患者与真实的伤病员分开。这个步骤被称为"分诊筛检"（图 16.1），涉及伤员自我分诊（"你还好吗？"）。因此，消毒物资应该集中用于患者和伤者（特别是行动不便的人），对于那些受到污染但身体状况良好的人，可以采取其他方法。

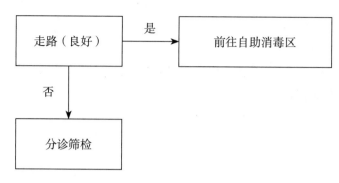

图16.1　化学品事故患者的分诊筛检

初步分诊的标准方法（分类筛检和分诊分类法）可以应用于化学品事故患者，尽管有人认为在纯化学品事故中不需要重复评估。

改良后的分诊筛检步骤如图 16.2 所示。

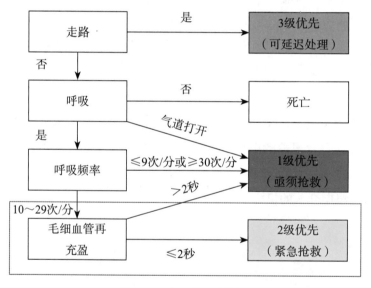

图16.2　改良的分诊筛检

治疗

在各阶段给予的治疗措施都将反映救援人员的技术、对他们的保护水平和设备的可用性。一般来说，更先进的疗法将需要更长的时间来安排。一些立即应用的护理措施通常是由旁观者和其他伤者完成的。无保护的救援人员会面临相当大的风险，这会造成更多的伤亡。尽管临床需求可能很大，但经过培训的人员到达现场后，必须采取措施确保穿戴好 PPE，并注意做好自身防护。例如，救援人员不要对受污染的伤者进行无保护的口对口人工呼吸，以防自身受到污染。消毒是去除有害物质的第一步。

消毒

干法消毒（方框 16.1）是推荐的采用非腐蚀性药剂的消毒方法，既简单又有效。对于腐蚀性消毒剂，建议采用湿法消毒（方框 16.2）。

以下方法均用于伤员在消毒后可以安全转移的情况。

方框16.1　干法消毒技术

需要的物品如下：

• 剪开衣服的专用剪刀。

• 吸湿干燥材料，如蓝卷。

应在暴露后 15 分钟内进行脱脂，这是干法消毒的第一步。

患者暴露后，使用吸收材料吸干并擦去所有残留的污染物。

此过程应在 3 ～ 5 分钟内完成。

这一过程结束时，不一定能保证伤员被彻底消毒。因此要保持谨慎，观察化学品对患者和工作人员造成的不良影响。

方框16.2　湿法消毒技术

需要的物品如下：

• 剪开衣服的专用剪刀。

• 清洁、温暖的水源。在极端情况下，所有非污染水源都是可以接受的。

• 水桶（容量10L）。

• 布、海绵或软刷子。

冲洗

暴露患者皮肤，冲洗受污染的部位。第一次冲洗有助于去除颗粒和水溶性化学物质，如酸和碱。应从上向下冲洗。

擦拭

用海绵或软毛刷蘸取消毒液擦拭患处。第一次擦拭有助于去除附着在皮肤上的有机化学物质和石化物质。

冲洗

再次冲洗。第二次冲洗可去除消毒液和残留的化学物质。

此过程应该不超过 2 分钟。

当皮肤污染仍然明显的情况下，重复上述步骤。这一过程结束时，不一定能保证伤员被彻底消毒。因此要保持谨慎，观察化学品对患者和工作人员造成的不良影响。

生命急救

在消毒过程中，仅进行打开气道、稳定颈椎、气囊面罩通气和止血操作。某些情况下，在此阶段可以使用自动注射装置进行皮下或肌内注射。

高级生命支持

在消毒后和温区之外，应按照标准提供高级生命支持。

特殊治疗

在确定化学物质之前，不能给予患者特殊治疗。医生既可以通过与应急服务部门沟通（使用联合国产品编号或各种化学品标志上的联系号码）来识别，也可以通过患者的症状来识别化学品。毒理学咨询服务有助于识别化学物质导致的中毒症状。如果是已知的化学物质，他们还可以向现场和医院提供详细的治疗建议，帮助确定最容易获取的解毒剂来源并安排供应。

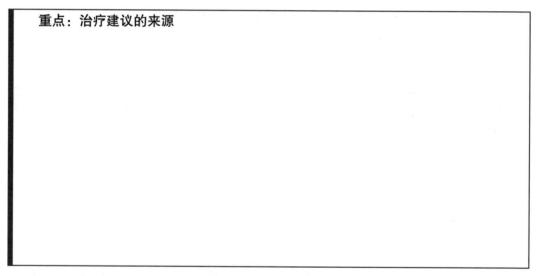

重点：治疗建议的来源

运输

化学品事故伤亡人员的运输存在以下几个问题。

运输过程中工作人员的风险

如果存在蒸汽或气体危险，随行人员在途中必须得到充分保护。这也带来了一些问题，比如使用全面的呼吸系统防护装备对于驾驶员来说是十分危险的，但如果驾驶室通风良好，并且与患者的运输舱存在物理隔离，就可以避免这类问题。

污染的车辆

离开化学事故现场的救护车也可能被污染。如果是这种情况，那么接收单位需要考虑在医院内设置污染 – 清洁环路。确保该救护车不会污染其他救护车的使用道路。该系统如图 16.3 所示。

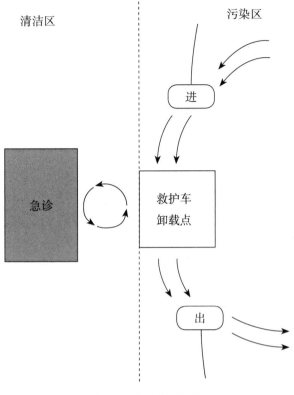

图16.3　污染-清洁环路

一旦环路建立起来，就必须适当考虑污染区到清洁区域的患者转移，并充分保护这些区域的工作人员。

16.3　事故后

与所有重大事故一样，需要对响应行动进行汇报和审查。

汇报和咨询

在汇报过程中需要考虑以下问题：在涉及化学品的事故发生后，可能会出现一些特殊问题，人们对化学品的短期和长期影响有相当大的担忧，许多工作人员认为他们在事故期间的暴露风险不会随工作结束而停止。

医疗机构可以向住院患者和门诊患者提供咨询服务，以了解事故对患者的情绪影响，并解释（就目前所知）可能存在的长期风险。

医护人员应在目标相同的小组中听取汇报，并应在早期阶段识别出有污染风险的人员。

健康随访

除了对情绪状态进行随访外，对医护人员和患者身体状态的随访也很重要。对医护人员随访应由专业的卫生部门完成，而对患者的随访应由健康保护机构完成。

重点：工作人员和患者的随访责任

16.4　小结

- 化学品事故相较其他事故而言较为频繁。
- 准备工作包括充分的计划、设备的选择、维护以及培训。
- 医护人员的个人防护很重要。
- 消毒方法包括干法消毒和湿法消毒。
- 医疗管理涉及应对指挥、安全措施和全面评估。

高级急诊医生行动卡

高级急诊医生

职责

1. 监督被有毒化学品污染的伤员的评估和治疗。

2. 与健康保护顾问沟通，评估化学品对健康的危害。

3. 与 CAT 联络。

4. 与应急服务部门联络。

5. 确保医护人员在处理伤亡者时的安全。

6. 确保其他患者和工作人员的安全。

7. 确保所有医护人员都能随时了解事故情况。

8. 确保听取员工关于工作和情绪状态的汇报。

9. 与健康保护顾问沟通，决定医院暂停正常运营的时间。

立即行动

1. 接到可能涉及有毒化学品事故的通知后前往急诊科。

2. 根据伤亡人数、污染程度和性质（如果已知）以及受伤程度，迅速评估情况。

3. 如果伤亡人数很多，可以考虑启动重大事故响应程序。

4. 在可能的情况下，确保受污染的伤亡人员留在污染区域内，并由穿戴 PPE 的工作人员处理。

5. 在不可能做到 4 的情况下（例如有大量受伤、受污染患者），应迅速评估患者和工作人员面临的风险，并采取相应行动。

6. 与健康保护顾问沟通，评估化学品对人体健康的危害程度。

7. 在危险评估小组的建议下，继续监督事故的发展情况。

8. 确保工作人员离开污染区域前进行消毒。

9. 就医院关闭的时间与健康保护顾问保持联系。

10. 在重新开始正常工作之前，确保污染区域被彻底消毒。

优先事项

1. 伤亡人员的评估、消毒和处理。

2. 患者及工作人员安全。

3. 评估危害程度（与健康保护顾问合作）。

4. 清洁、消毒后离开。

5. 确保参与响应的人员进行业务和心理状态汇报。

高级急诊护士行动卡

高级急诊护士

职责

1. 部门人员呼叫。

2. 准备接诊受危险化学品污染的伤员。

3. 必要时，向治疗小组和消毒小组发放个人防护服。

4. 联络高级急诊医生。

立即行动

1. 当被告知发生可能涉及有毒化学品的事故时，通知所有急诊科的医护人员。

2. 确保所有目前处于指定污染区的患者立即转移。

3. 确保用标志和胶带正确标记受污染伤亡人员的接收和管理区域。

4. 确保由当值急诊科人员组成初步的治疗及消毒小组，并穿戴适当级别的 PPE。

5. 指定一名工作人员对进出污染区的人员进行登记。

6. 就进一步行动与高级急诊医生保持联系。

优先事项

1. 部门准备。

2. 保障患者的安全。

3. 保障医护人员的安全。

4. 部门人员呼叫。

化学评估小组行动卡

化学评估小组

职责

1. 识别危险化学污染物。

2. 评估危险化学污染物的危害水平。

3. 评估危险化学品对患者和工作人员造成的风险。

4. 评估患者和医护人员的消毒是否充分。

5. 评估污染区域的污染程度，并就其恢复正常工作提供建议。

立即行动

1. 接到可能涉及有毒化学品的事故通知后，立即前往急诊科。

2. 与高级急诊护士沟通，评估目前对危险化学品的了解情况。

3. 确保污染区域被正确标识、隔离和保护。

4. 就必要的个人防护装备（PPE）水平提出建议，特别是针对所涉及的特定化学品，必须就PPE的充分性提出建议。

5. 如有必要，穿戴适当的PPE，评估污染区人员伤亡情况。

6. 就有毒化学品的性质、处理和消毒的具体要求与相关部门保持联系。

7. 就工作人员面临的风险向高级急诊内科医生和顾问提供健康保护建议。

8. 评估伤员消毒的充分性。除非有重要的临床需要，否则伤员在彻底消毒之前不能离开污染区。

9. 确保离开污染区的员工得到充分的消毒。

10. 在医院关闭后，评估污染区域，监督消毒并恢复正常工作。

优先事项

1. 有毒化学品的性质和风险评估。

2. 确保患者和工作人员的安全。

3. 限制人员进出医院内污染区。

4. 核对有关清除污染和伤亡人员处理的信息。

5. 评估员工的污染程度。

6. 评估医院的污染程度。

7. 监督员工和医院的消毒工作。

第十七章
涉及烧伤的重大事故

学习成果

读完本章后，你将能够：

- 描述烧伤专科服务的分级和标示/职责。
- 确定烧伤伤员治疗所需的计划、设备和培训。
- 描述评估和治疗烧伤伤员的院前和接诊阶段的注意事项。

17.1　介绍

涉及烧伤的重大事故具有特殊的事故特点，少量的伤亡就可能迅速使现有的服务系统不堪重负。过去曾发生多宗重大事故，造成大量人员烧伤（表 17.1）。烧伤事故之所以复杂，是因为在短时间内可提供的烧伤专科床位数量相对较少。严重烧伤患者的管理通常集中在三级中心医院，无法应对重大事故期间伤亡人数激增的情况。与烧伤相关的重症监护床位的缺乏进一步加剧了这一问题。如果事故主要涉及儿童，情况会更加困难。

事故发生后，重症监护床位占用率极高，几乎没有多余的床位。因此，很少有医院配备人员和设备来处理大量严重烧伤的患者。治疗烧伤的单位通常是分散的，可能并不限于急诊科，因此重大烧伤事故的伤亡人员不可能直接前往专科中心。

表17.1　涉及大量烧伤人员的重大事故案例

重大事故	年份	国家	烧伤人员数量	死亡人数
伦敦，格伦费尔大厦	2017	英国	（80）	～80
布加勒斯特，克勒科迪夫夜总会	2015	罗马尼亚	160	65
圣玛丽亚，Kiss夜总会	2013	巴西	169	242
伦敦，拉卡纳尔大厦	2009	英国	18	3
"黑色星期六"丛林大火	2009	澳大利亚	414	173

续表

重大事故	年份	国家	烧伤人员数量	死亡人数
彼尔姆，跛马夜总会	2009	俄罗斯	160	156
曼谷，桑提卡俱乐部	2009	泰国	222	66
广东，舞王俱乐部	2008	中国	88	43
基多，某工厂	2008	厄瓜多尔	35	15
伦敦爆炸案	2006	英国	700（40）	54
布宜诺斯艾利斯，克罗曼共和国夜总会	2004	阿根廷	1432	194
罗德岛，车站夜总会	2003	美国	215	100
巴厘岛爆炸案	2002	印度尼西亚	209	202
利马，乌托邦夜总会	2002	秘鲁	100	25
帕丁顿铁路事故	1999	英国	227（>30）	31
勃朗峰隧道火灾	1999	法国	30+	35
哥德堡，迪斯科舞厅	1988	瑞典	213	63
国王十字车站大火	1988	英国	91（24）	31
派珀阿尔法石油钻井平台大火	1988	英国	228	167
布拉德福德体育场火灾	1985	英国	256（250）	52
都柏林，星尘总会火灾	1981	爱尔兰	214	48
曼彻斯特，沃尔沃斯商店火灾	1979	英国	48	10
道格拉斯，夏日乐园火灾	1973	英国属地曼岛	80	50

在英格兰和威尔士，烧伤患者专科服务的分级和职责如下：

烧伤中心（表17.2）：提供高级别复杂性损伤及烧伤的治疗，具有重症监护设备和直接进入手术室的通道，并设有独立的病房。

烧伤病房：用于治疗中度复杂性损伤，设有独立病房。

烧伤处理室：类似标准的整形外科病房，用于治疗非复杂的烧伤。

重点：烧伤床位和烧伤重症监护床位数量

表17.2　英国与爱尔兰等地的烧伤服务

网络	中心	水平
英国东南部及伦敦	伦敦切尔西和威斯敏斯特	成人中心级别
	东格林斯特德维多利亚女王医院	成人中心级别
	切姆斯福德，圣安德鲁斯大学医院	成人和儿童中心级别
	艾尔斯伯里，斯托克曼德维尔医院	成人和儿童单元级别
英国中部烧伤护理网络	伯明翰，伯明翰儿童医院	儿童中心级别
	东米德兰，诺丁汉大学医院	成人中心级别 儿童单元级别
	伯明翰，伊丽莎白女王医院	成人中心级别
包括北威尔士的北部烧伤护理网络	利物浦，阿尔德赫医院	儿童中心级别
	纽卡斯尔，皇家维多利亚医院	成人和儿童中心级别
	谢菲尔德，北方综合医院	成人中心级别
	韦克菲尔德，平德菲尔德医院	成人中心级别 儿童单元级别
	皇家曼彻斯特儿童医院	儿童中心级别
	利物浦，威斯顿医院	成人中心级别
	曼彻斯特，威森肖医院	成人中心级别
	谢菲尔德儿童医院	成人中心级别 儿童单元级别
包括南威尔士的英国西南烧伤护理网络	斯旺西，莫里斯顿医院	成人中心级别
	布里斯托尔，皇家儿童医院	儿童中心级别
	威尔特郡，索尔兹伯里地区医院	成人和儿童单元级别
	布里斯托尔，绍斯密医院	成人单元级别
苏格兰	邓迪，尼尼韦尔斯医院	
	爱丁堡，皇家儿童医院	
	格拉斯哥皇家医院 阿伯丁皇家医院	
	阿伯丁皇家儿童医院	
	利文斯顿圣约翰医院	
	格拉斯哥儿童和成人医院	
北爱尔兰	贝尔法斯特，皇家维多利亚医院诺曼C.休斯区域烧伤部	成人中心级别
	贝尔法斯特，皇家儿童医院	儿童中心级别
爱尔兰	都柏林，圣詹姆斯医院	
	科克大学医院	
	高威大学医院	

烧伤伤员的治疗常涉及各科专家，通常需要各科专家共同协作，包括烧伤外科医生、重症监护专家、细菌学专家和精神病学专家。重大烧伤事故伤员所需要的复杂性治疗、应对服务和专业人员协调，均需要仔细准备。

17.2　准备

准备工作需要考虑以下三个方面：
- 计划
- 物资
- 培训

计划

区域规划者应确保所有医院、救护车服务和烧伤病房都制订了处理烧伤事故的计划。这些计划应该是对已有的基本重大事故响应计划的补充。所有服务部门都应切实评估其接收烧伤患者的能力。重大烧伤事故的计划检查表见方框 17.1。

方框17.1　重大烧伤事故的计划检查表

- 资源和占用率说明（地方、区域和国家）。
- 健全的烧伤事故响应通知程序。
- 烧伤事故响应计划激活标准与程序。
- 设备的可用性（院前和院内）。
- 烧伤事故协调方案（地方、区域和国家）。
- 烧伤事故行动卡（医院）。

人员

1. 高级急诊内科医生。

2. 烧伤评估小组（burns assessment team，BAT）或烧伤事故响应小组（burns incident response team，BIRT）

3. 烧伤治疗小组。

4. 烧伤运输小组。

物资

该计划必须假定在任何区域都可能发生重大烧伤事故，所提供的支持物资也必须反映这一点。医院应提供能够初步处理 20 名烧伤伤员的物资。应当指出的是，这类物资不需要专门为重大烧伤事故而储备，但它应该是可用的并存放在已知位置。烧伤重大事故专用物资见表 17.3。除此之外，还需要标准抢救设备，以支持创伤治疗的标准方法。

表17.3　重大烧伤事故专用物资

项目	数量
水和冷却剂（如水凝胶）	40套
保鲜薄膜	5卷（100米）
加热器	10个
Lund-Browder图表	40个
烧伤液体计算器	10个
焦痂切开术用品	2套

培训

烧伤的分诊和处理应纳入护理人员培训课程中。应尽可能为急诊科及烧伤科员工提供烧伤治疗专业培训（如严重烧伤急救管理课程）。

重点：培训

17.3　院前准备阶段

规划者应仔细考虑伤员直接转运法（图17.1）的可能性，并在适当的情况下实施。

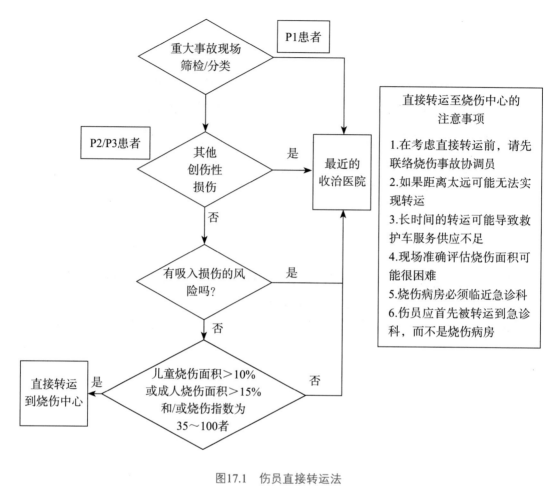

图17.1　伤员直接转运法

17.4　接诊阶段

控制

重大事故的接诊阶段应由高级急诊医生负责，由烧伤事故协调员在烧伤病房进行协调。这些角色的行动卡详见本章结尾。

分诊

具有烧伤评估经验的医生或者护士应协助初步分诊。对所有患者都应该使用Lund-Browder 图表评估烧伤程度。所有患者都应考虑一氧化碳和 / 或氰化物中毒，或高温、蒸汽、烟雾造成的气道损伤。分诊的另一个重要功能是识别那些没有生存机会的患者。

人们普遍认为，当烧伤面积百分比加上患者的年龄超过 100 时，存活的概率会显著降低；如果患者有其他损伤（特别是吸入性损伤），预后更差。推荐的分诊工具如表 17.4 所示。在现场或接收医院均可使用该工具表，以便将患者分诊到最合适的科室。

建议由烧伤外科医生进行进一步评估，以明确和调整分诊决定。

表17.4　烧伤伤员分诊方法

年龄+烧伤面积	送至
<35	地区综合医院
35～100	区域烧伤病房
>100	地区综合医院

理想情况下，应在现场确认是否存在呼吸道/吸入性烧伤的患者，并将其送往有重症监护设备的医院。

治疗

所有患者都应按照标准的复苏指南进行治疗。Parkland 公式适用于指导初始的液体复苏。对需要液体复苏的患者应使用导管，以指导未来的液体入量。所有有吸入性损伤风险的患者必须由具有烧伤气道评估能力的医生进行评估。

在没有烧伤病房的医院，患者的治疗可以由外来的烧伤评估小组（burns assessment team，BAT）或烧伤事故响应小组（burns incident response team，BIRT）协助。

转运

有些患者很可能需要再次转运到烧伤专科病房，这一决定应在与 BAT/BIRT 和接收单位沟通后再作出。患者可能需要被转运到其他医院，也许需要很长时间才能完成转运。因此，必须由有医院间转运经验的工作人员在患者生命体征平稳的情况下进行转运。这些工作人员可以来自转诊医院，也可以申请从协调中心调派。

烧伤病房的作用

烧伤病房在重大事故的接诊和明确治疗阶段都发挥重要作用。

在这类重大事故的准备和应对中，烧伤治疗小组也将发挥关键作用。任何事故都有可能对多个三级烧伤中心产生影响。烧伤专科必须通过固有措施或与其他单位联系，制订快速扩大场地、增加设施的计划。烧伤病房应向接收伤员的医院提供 BAT/BIRT。三级烧伤中心应订立互补计划，在重大事故发生时互相支援。

如前所述，当得知发生重大烧伤事故时，三级烧伤中心应指派一名烧伤事故协调员负责协调工作。

17.5　恢复和支持阶段

我们应该认识到，严重的烧伤事故的影响是长期的。应尽早作出安排，评估收治能力。此外，烧伤患者和治疗他们的医护人员可能需要特殊的心理支持。

应评估对重大事故的应对情况，以确定患者是否得到了最佳治疗。

17.6　小结

- 虽然烧伤事故是罕见的重大事故，但其影响可能是毁灭性的。
- 如果要提供最佳的烧伤治疗，良好的计划和准备是必不可少的。
- 所有设有急诊科和三级烧伤中心的医院都应做好应对重大烧伤事故的预案。

高级急诊医生行动卡

高级烧伤事故急诊医生

职责

1. 全面控制接诊阶段。

2. 控制、协调烧伤伤员接收阶段。

立即行动

1. 与医疗协调员和高级护士保持联系，评估医院接收烧伤伤员的能力。

2. 在急诊科协调烧伤伤员的抢救工作。

3. 与烧伤事故协调员保持联系。

4. 确定三级烧伤中心的位置、容量和现有资源。

5. 必要时，请烧伤评估小组前往医院。

6. 指导和协调急诊科工作人员为烧伤患者提供最佳的照护。

优先事项

1. 全面控制接诊阶段。

2. 与三级烧伤中心联络。

3. 确定是否需要专家小组（BAT）前往接收医院。

烧伤事故协调员行动卡

烧伤事故协调员

职责

1. 负责烧伤科的响应工作。

2. 为烧伤病房配备工作人员。

3. 与接收医院沟通。

4. 与其他烧伤病房联络。

5. 确保为目前住院的患者提供安全的治疗。

6. 控制事故应对的各个阶段。

立即行动

1. 启动烧伤专科响应。

2. 与烧伤科高级护士、重症护理人员和其他高级护士保持联系，评估目前烧伤病房的收治能力和增加床位的潜力。

3. 通知值班的高级管理人员。

4. 与接收医院联络，评估对烧伤专科服务的潜在需求。

5. 确定是否需要建立 BAT。

6. 确定适合作为 BAT 前往接收医院的人员。

7. 与其他烧伤病房联络，确定目前和预计的收治能力。

8. 指导其他员工支援。

9. 持续与烧伤科高级护士和其他高级护士保持联系。

10. 确保在 24 小时轮班模式下有足够的医护人员。

11. 就响应的中止与重点人员保持联系。

12. 与服务部门联系，为入院的重大事故伤员及医护人员提供创伤后咨询。

优先事项

1. 烧伤病房响应的整体协调。

2. 与接收医院就烧伤专科服务进行沟通。

3. 联络其他三级烧伤中心。

4. 提供 BAT。

5. 协调烧伤病房解除警戒状态。

6. 协调患者和工作人员的创伤后咨询。

第十八章
涉及大量儿童的事故

学习成果

读完本章后，你将能够：

• 了解处理涉及儿童的重大事故所需的计划、分诊系统和设备。

• 了解在涉及大量儿童的重大事故中，不同团队的初始行动、职责和优先级。

18.1   介绍

对许多卫生服务部门人员来说，处理导致大量儿童受伤的重大事故令人生畏。仅凭这个原因，此类事故就很特殊。这样的事故确实发生在许多国家（表18.1）。重大事故可能由各种原因引起，儿童也不能排除在任何特定类型的事故之外。

在重大事故应对的各个阶段，都记录了在管理儿童方面遇到的困难。院前阶段，在确定分诊和转运优先级时就发现了问题。接诊阶段，在调动有儿童管理经验的工作人员和获得足够数量的儿科设备方面也出现了困难。手术阶段，人们对非儿童外科医生实施的手术程序和标准表现出担忧。

很少有医院配备人员或设备来处理大量严重受伤的儿童，有充分证据表明，儿童外科和重症监护室床位均短缺。儿童专科服务的地理位置较为分散，而且只限于专科医院，而专科医院并不总是与接收的急诊科位于同一区域。这种情况可能会使儿童在重大事故中很难前往专科中心。因严重或吸入性烧伤而需要呼吸机的儿童尤其如此。

表18.1   涉及大量儿童的重大事故示例

重大事故	年份	国家	烧伤人员数量	死亡人数
曼彻斯特爆炸案	2017	英国	175	45
查塔努加校车事故	2016	美国	23	23
马里兰车祸	2016	美国	14	10
别斯兰人质事件	2004	俄罗斯	>700	>335

续表

重大事故	年份	国家	烧伤人员数量	死亡人数
邓布兰枪击事件	1996	英国	30	28
曼彻斯特爆炸案	1996	英国	217	30
沃灵顿车祸	1996	英国	51	50
俄克拉荷马爆炸案	1995	美国	759	61
阿贝希尔枢纽站列车相撞事故	1994	英国	47	10
格拉斯哥西街公交车相撞事故	1994	英国	33	33
约克郡车祸	1994	英国	41	40
哥伦比亚航空公司空难	1993	美国	92	22
迪莫克斯科特火车相撞事故	1992	英国	45	12
三河赛船事故	1990	美国	24	16
亚利桑那州化学气体泄漏	1987	美国	>67	67
博洛尼亚爆炸案	1980	意大利	291	27
大规模闪电雷击	1977	美国	47	47
马丁内斯车祸	1975	美国	51	50

　　重大事故计划应遵循全风险的方法，其中必须包括为儿童提供服务。在英国，为儿童需求进行专门规划是政府指导的关键组成部分。

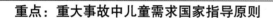

重点：重大事故中儿童需求国家指导原则

18.2　准备

　　准备工作要考虑两个方面：
- 计划
- 物资

计划

　　涉及大量儿童的事故可能需要多地区甚至国家参与应对。卫生部门必须确保该地区的所有医院都制订了充分的计划来管理重大事故中的儿童。必须建立警报和支持专家中心机制。院前服务、住院服务和儿童专家服务之间必须保持密切联系。了解当地可用的专业支持网络至关重要，如专科儿童运输服务、烧伤和儿科重症监护服务网络。

物资

许多重大事故都涉及儿童，而且所需专业物资都很常见。此时需要作出具体安排，以确保及时补充儿科专用物资。如第五章所述，预先制订清单有助于一次性用品的补充，如表18.2所示。应检查氨甲环酸和一些专业物资的库存，如骨盆固定器和Kendrick夹板。

表18.2 每10名儿童需要的一次性物资再补给清单示例

物资名称	单位	数量	物资名称	单位	数量
儿童检查服	个	10	静脉留置针（20）	盒（50）	1
氧气面罩（儿童）	个	20	静脉留置针（18）	盒（50）	1
石膏托（7.5）	盒	1	静脉导管（20）	盒（50）	1
透明医用胶带（2.5）	盒（12）	1	吸引器（儿童8）	个	20
油纱布	40m	1	吸引器（儿童10）	个	20
软质绷带（7.5）	盒（12）	2	中心静脉导管（儿童）	个	5
气管插管工具包（儿童）	个	10	小便器（8）	个	5
气道（0）	气道	10	小便器（10）	个	5
气道（00）	气道	10	旋转接头	包（10）	1
气道（1）	气道	10	高效过滤器SQ405	包（6）	1
气道（2）	气道	10	手套（Sm）	双	30
雾化器（儿童）	每个	5	手套（M）	双	30
气管内导管（2.5）	管	5	手套（L）	双	30
气管内导管（3）	管	5	手套（NSm）	盒（100）	1
气管内导管（3.5）	管	5	手套（NM）	盒（100）	1
气管内导管（4）	管	5	手套（NL）	盒（100）	1
气管内导管（4.5）	管	5	三通阀	个	5
气管内导管（5）	管	5	动脉血气针	个	20
气管内导管（5.5）	管	5	止血带	个	2
气管内导管（6）	管	5	鼻胃管（8）	管	5
气管内导管（6.5）	管	5	鼻胃管（10）	管	5
除颤垫	对	5	Yankeur吸引管（儿童）	个	20
心电图电极片	包（25）	1	注射器（2mL）	盒（100）	1
心电图电极片（儿童）	盒（120）	1	注射器（5mL）	盒（100）	1
听诊器	个	3	注射器（10mL）	盒（100）	1
小手电筒	个	3	腹膜透析导管	个	2
手术刀（15）	盒（10）	1	剪贴板	个	2
输液器（儿童）	套	20	笔（黑色）	个	25
导尿袋	个	10	笔（红色）	个	25

18.3　接诊阶段

控制

当宣布发生涉及儿童的事故时，HCT 必须尽早对医院处理儿童伤员的能力进行评估。任命一名高级儿科医生（如果有的话）就儿科问题向 HCT 提供建议，有助于实现这一目标。高级儿科医生的行动卡详见本章结尾。

分诊

由于儿童脉搏及呼吸频率较高、收缩压较低，如果分诊筛检和分诊分类是基于成人的生理标准，这些方法通常会导致过度分诊（表 18.3）。

表18.3　儿童呼吸频率（RR）、心率（HR）、收缩压（SBP）正常值

年龄	指导体重（kg）		静息时RR（次/分）（5%～95%）	HR（次/分）（5%～95%）	SBP（mmHg）		
	男孩	女孩			5%	50%	95%
出生	3.5	3.5	25～50	120～170	65～75	80～90	105
1个月	4.5	4.5					
2个月	6.5	6	25～40	115～160			
6个月	8	7	20～40	110～160			
12个月	9.5	9			70～75	85～95	
18个月	11	10	20～35	100～155			
2岁	12	12	20～30	100～150			
3岁	14	14		90～140	70～80	85～100	110
4岁	16	16		80～135			
5岁	18	18					
6岁	21	20		80～130			
7岁	23	22					
8岁	25	25	15～25	70～120	80～90	90～110	111～120
9岁	28	28					
10岁	31	32					
11岁	35	35					
12岁	43	43	12～14	65～115	90～105	100～120	125～140
14岁	50	50		60～110			
成人	70	70					

在涉及少数儿童的事故中，过度分诊不是一个严重的问题，因为在早期阶段，可能由于实际和人道主义原因已将儿童从现场转移。然而，在涉及大量儿童的事故中，因为没有安排有效的优先级，这种系统的过度分诊可能会对整体应对产生不利影响。为了弥补这一缺陷，有学者开发了儿科分诊条带，根据儿童的正常生理特征对分诊筛检进行了改进。

儿科分诊条带的概念是对于 1 至 10 岁儿童，条带长度与年龄、体重和生命体征呈正比。在此基础上，再使用最有效的生命体征正常范围标准，从而产生了一系列改进的分诊筛检方法。将方法填写进方框里，再将条带置于孩子身旁。孩子的脚跟接触的位置对应的即为相应方法（图 18.1）。

这一系统意味着分诊人员可以更准确地评估儿童的生理情况，此外，他们不需要记住所有写在条带上的变量。

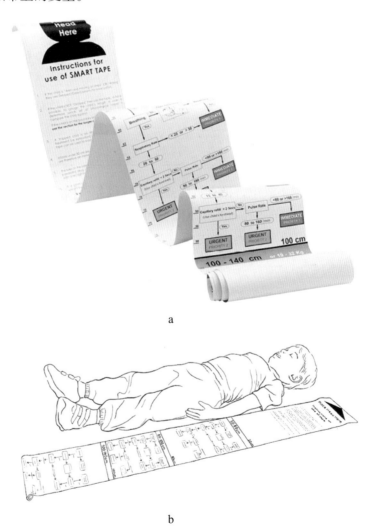

a

b

图18.1　儿科分诊条带

a资料来源：经TSG Associates LLP（England）许可转载

许多临床医生认为在评估受伤或患病儿童时存在困难。当然，那些不熟悉儿童评估的人，可能会误诊。初级和二级评估过程中，临床诊断应由负责协调儿童治疗的高级儿科医生协助进行。

治疗

许多过去与成人打交道的临床医生发现与儿童交流很困难。他们不熟悉儿童对疾病或伤害的正常生理和心理反应。此外，他们不能熟练操作一些特定的复苏技术，如静脉或骨内入路。如果可能，最好指派一名儿科工作人员协助急诊科治疗小组处理这些困难。

其他一些问题可能会使应对复杂化：

· 家庭：重大事故可能涉及多个家庭成员。理想情况下，同一家庭的成员应该尽可能聚在一起，尽管患者的损伤需要专业护理，但这通常是难以实现的。

· 媒体： 媒体对涉及儿童的事故都高度关注。

· 工作人员不熟悉如何处理紧急或可能存在严重潜在损伤儿童的心理问题。

在缺乏或没有儿科支持的医院，应在早期阶段考虑动员组建儿科评估小组（paediatric assessment team，PAT）。该小组的行动卡详见本章结尾。

18.4 明确治疗阶段

在涉及大量儿童的事故中，极有可能需要区域服务机构的额外帮助，如儿科重症监护室（paediatric intensive care unit，PICU）和儿童外科病房。医院规划者必须与这些部门沟通，以商定在事故发生时提供支持的方法。

专业儿童服务机构的作用

发生重大事故时，儿科很可能会受到压力。这将导致对重症监护床位（通常供应不足）以及转运危重或受伤患者的需求增加。这两项工作都需要由训练有素的专业工作人员完成。

医院需要在以下方面得到支持：

· 接诊阶段的儿童抢救

· 选择接受专科治疗的患者

· 高依赖性患者的转运

· 儿科手术

· 儿科重症监护

大型事故需要多个区域或网络来提供帮助。

PAT 的存在可以改善重大事故儿童的护理，为重大事故的接收医院提供帮助。PAT 以 PICU 信息搜索小组为基础。

应将 PAT 的行动卡在事故发生前分发给潜在成员，以确保做好个人准备，并鼓励 PAT 成员参与学习重大事故管理课程。

对接收医院应明确 PAT 的作用。

18.5 恢复阶段

参与处理涉及儿童的事故可能比处理涉及成人的事故更容易导致心理疾病。所有参与应对的工作人员都必须对自己和同事的此类问题保持警惕。

18.6 小结

- 儿童重大事故给计划人员带来了组织和临床方面的挑战。
- 很少有医院能够接收大量的重病或受伤儿童。
- 儿童重大事故患者的分诊较为复杂。
- 必须作出具体安排来处理涉及大量儿童的事故。

高级儿科医生行动卡

高级儿科医生

职责

1. 协调儿科服务。

2. 协调儿科人员配备。

3. 参与儿科工作人员的汇报。

立即行动

1. 承担高级儿科医生的职责。

2. 确定可用的儿科物资与设备以及可安全处理儿童伤员的其他临床区域，如接触隔离病房、重症监护室等。

3. 联络高级儿科护士。

4. 与高级内科医生和高级急诊医生联系，确定是否需要组建儿科评估小组。

5. 确定合适的儿科分诊人员。

6. 前往急诊科就儿童的管理提出建议。

7. 在儿科评估小组抵达时，与其（医疗协调员）沟通并分配任务。

优先事项

1. 在接收医院提供儿科服务。

2. 考虑是否需要组建儿科评估小组。

3. 必要时，儿科工作人员进行 24 小时轮班制。

儿科评估小组行动卡

儿科评估小组

每支评估小组由以下人员组成：

1. 儿科重症监护医生。

2. 儿科重症监护护士。

3. 儿童外科医生。

4. 普通儿科医生（如果接收医院没有儿科医生）。

职责

1. 为接收医院提供儿科支持。

2. 指挥危重/受伤儿童的转运。

立即行动

1. 启动呼叫程序，由救护车转运患儿。

2. 确定儿科重症监护室、专科病房及一般床位数量。

3. 根据收到的信息确定接收医院的需求：

- 伤亡者人数
- 儿童伤亡者人数
- 伤亡类型（如外伤或疾病）

4. 到达接收医院后，找到医疗协调员并与以下部门及人员联系：

儿童外科医生	高级外科医生（成人）
儿科护士	高级护士
儿科重症监护室	高级抢救室/重症监护室/手术室医生
普通儿科医生	儿科协调员/医疗分诊人员

5. 确定需要专科服务的患者。

6. 确定需要手术的患者。

7. 协助受伤儿童的抢救和管理。

8. 确定需要转院的人员以及如何安全地进行院间转运。

9. 与区域中心讨论患者病情。

优先事故

1. 为接收医院提供儿科支持。

2. 指导危重/受伤儿童转运。

局部重点模板附件

本"局部重点"模板附件适合与《重大事故的医疗管理和支持：医院的实践方法》一起使用。

编写目的是为重大事故管理提供一种国际认可的方法。为了能够包含特定国家或地区的信息，我们使用了"局部重点"的概念。

开展 HMIMMS 课程的每个国家都将提供局部重点附件，并将以本地形式提供给课程参与者，所有局部重点课程集将通过 ALSG 的网站 www.alsg.org 提供。

在一些国家，对重大事故管理的某些方面没有全国性的办法，对于这种情况，我们已在适当的章节中指出。您应该研究您所在的区域的可信方法（视情况而定）。然后，制作出一个真正个性化的版本。

第一章　重大事故的流行病学和发生率

重大事故的定义

每年发生重大事故的数量

重大事故的类型

每场重大事故的伤亡人数

每场重大事故重伤人数

第二章　我们准备好应对下一个重大事故了吗?

规划指导原则

第三章　医院应对的结构化方法

医院指挥和控制体系

医院安全

关键区域

第四章　重大事故响应计划

国家指导原则

第五章　应对重大事故所需物资与设备

一次性用品供应

第六章　培训

本章 HMIMMS 指南的地方差异和 / 或地方说明

第七章　可伸缩层级的概念

本章 HMIMMS 指南的地方差异和 / 或地方说明

第八章　临床的层级结构

本章 HMIMMS 指南的地方差异和 / 或地方说明

第九章　护理的层级结构

本章 HMIMMS 指南的地方差异和 / 或地方说明

第十章　管理的层级结构

本章 HMIMMS 指南的地方差异和 / 或地方说明

第十一章　宣布重大事故并启动计划

重大事故信息

第十二章　接诊阶段

本章 HMIMMS 指南的地方差异和 / 或地方说明

第十三章　分诊

本章 HMIMMS 指南的地方差异和 / 或地方说明

第十四章　明确治疗阶段

本章 HMIMMS 指南的地方差异和 / 或地方说明

第十五章　恢复阶段

本章 HMIMMS 指南的地方差异和 / 或地方说明

第十六章　涉及危险化学品的事故

化学品事故的信息来源

化学品事故应对指导原则

危险品处理人员个人防护设备规范

地区和国家设备供应

提供早期介入的机构

治疗建议的来源

工作人员和患者的随访责任

第十七章　涉及烧伤的重大事故

烧伤床位和重症监护室床位数量

培训

第十八章　涉及大量儿童的事故

重大事故中儿童需求国家指导原则

词汇表

ALS	advanced life support 高级生命支持
APLS	advanced paediatric life support 高级儿科生命支持
ATLS	advanced trauma life support 高级创伤生命支持
BAT	burns assessment team 烧伤评估小组
BIRT	burns incident response team 烧伤事故响应小组
CAT	chemical assessment team 化学评估小组
CHaPS	Chemical Hazards and Poisons Service 化学危险和毒物管理局
CRT	capillary refill time 毛细血管再充盈时间
CSCATTT	command 指挥
	safety 安全
	communication 通信
	assessment 评估
	triage 分诊
	treatment 治疗
	transport 运输
CT	computed tomography 计算机断层扫描
GCS	glasgow coma scale 格拉斯哥昏迷量表
HCT	hospital co - ordination team 医院协调小组
HLS	helicopter landing site 直升机着陆点
HMIMMS	major incident medical management and support：the practical approach in the hospital 重大事故的医疗管理与支持：医院的实践方法
MedicALS	acute medical emergencies 急症救护
MMT	mobile medical team 巡回医疗队
MR	magnetic resonance 磁共振
MST	mobile surgical team 巡回外科手术小组

NAPSTaR	neonatal, adult, paediatric safe transfer and retrieval 新生儿、成人、儿童安全转移和接收
NHS	national health service 英国国家医疗服务体系
ODP	operating department practitioner 手术室执业人员
P1	priority 1（immediate）1级优先（亟须抢救）
P2	priority 2（urgent）2级优先（紧急抢救）
P3	priority 3（delayed）3级优先（可延迟处理）
PAT	paediatric assessment team 儿科评估小组
PEWC	practical exercises without casualtie 无伤亡演习
PHE	Public Health England 英国公共卫生部
PICU	paediatric intensive care unit 儿科重症监护室
PPE	personal protective equipment 个人防护装备
RR	respiratory rate 呼吸频率
SBP	systolic blood pressure 收缩压
TRTS	triage revised trauma score 修订版创伤分类评分